Heinrich Zeeden
Alleinstellungsmerkmale
in der Homöo – Kinesiologie

Heinrich Zeeden

Alleinstellungsmerkmale in der Homöo – Kinesiologie

Besonderheiten, die es nur hier gibt.

Alle im Buch enthaltenen Angaben und Ergebnisse wurden vom Autor nach bestem Wissen erstellt. Sie erfolgen ohne jegliche Verpflichtung oder Garantie des Verlages. Er übernimmt daher keine Verantwortung und Haftung für etwa vorhandene Unrichtigkeiten.

Bei Anwendung der angegebenen Therapievorschläge übernimmt der Autor keine Verantwortung. Bei medizinischen Problemen sollte vor einer Therapie immer erst ein Arzt aufgesucht werden.

Poelring 26, 23560 Lübeck

Portraitfoto Dr. Heinrich Zeeden
Umschlagfotos:
unsplash.com - jennifer bateman / osama elsayed / svetlana gumerova
pexels.com - mehmet turgut kirkgoz / илья закиров
freepik.com - kreiszeichen

Bibliografische Information der Deutschen Nationalbibliothek:
Die Deutsche Nationalbibliothek verzeichnet diese Publikation in der Deutschen Nationalbibliografie; detaillierte bibliografische Daten sind im Internet über dnb.dnb.de abrufbar.

ISBN: 978-3-933036-32-2

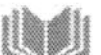

Gesamtherstellung:
www.ctv-verlag.de
Henriette-Hirschfeld-Str. 11 | 23562 Lübeck
E-Mail: info@ctv-verlag.de | Telefon: 0451-7062772
Ansprechpartner: Carsten Tomkewicz
Auflagennummer: alleinstellung 2025-08 / 01
Kontaktadresse gemäß General Product Safety Regulation (GPSR)

Für Deborah

Inhaltsverzeichnis

Vorwort von Christian Bormann

„Homöo - Kinesiologie - der schnelle Weg zum Erfolg" hieß ein Seminar im November 2012 bei dem ich Heinrich Zeeden und seine Methode der Verbindung von Homöopathie und Kinesiologie kennenlernen durfte. Meine homöopathische Tätigkeit wurde in der Folgezeit durch die Anwendung dieser speziellen Technik sehr viel effektiver und wirksamer. Heinrich Zeeden hat in den vielen Jahren in denen ich ihn kenne die Homöo - Kinesiologie ständig weiterentwickelt, verfeinert und durch Besonderheiten ergänzt, die es in dieser Form nur hier gibt.

Das beginnt mit dem Stirnstrich als Applikationsform für homöopathische Mittel. Hier steht dem Therapeuten eine unendliche Anzahl von Mitteln in jeder erforderlichen Potenz immer und an jedem Ort zur Verfügung.

Therapiehindernisse und -blockaden können kinesiologisch diagnostiziert und anschließend homöopathisch behandelt werden. Durch diese Vorbereitung kann das Simile seine heilende Wirkung noch besser entfalten.

Eine weitere Besonderheit ist die Verbindung von EMDR (Eye Movement Desensitization and Reprocessing) als Traumatherapie mit der Gabe von homöopathischen Mitteln in Fällen, in denen ein körperliches oder psychisches Trauma Ursache der Beschwerden ist.

Die Aufnahme von potenzierten Edelsteinen, Gefühlen, Sternbildern und Planeten sowie therapeutischen Systemen in die homöopatische Materia medica stellt eine großartige Leistung dar.

Die Surrogattherapie ermöglicht es sogar im gesellschaftlichen oder persönlichen Umfeld des Patienten heilend tätig zu werden.

Ich selbst konnte während Seminaren und Hospitationen immer wieder sehen und mich überzeugen, wie Heinrich Zeeden das gesamte Repertoire an Möglichkeiten der Homoö - Kinesiologie an Patienten anwendet und damit sehr erfolgreich therapiert.

Möge dieses Büchlein dazu beitragen diese Technik zu verbreiten, dass möglichst viele Therapeuten sie zum Wohle der Patienten nutzen können.

Erfurt, den 31.5.2023
Dr. Christian Bormann

Einleitung

Immer wieder sehe ich Patienten, die 10, 20, 30 und mehr Jahre leiden, obwohl sie alles Menschenmögliche versucht haben, eine Lösung für ihre Probleme zu finden.

Das betrifft 10 Jahre alte Kinder, die seit Geburt Störungen haben, aber auch Erwachsene, die über 40 Jahre Herzdruck haben oder Depressionen, ohne zu wissen, wie die Lösung aussehen könnte. Oder es handelt sich um Patienten mit Sehstörungen, die beim Augenarzt und Optikermeister aber hören, alles wäre in Ordnung.

Obwohl sie also alle erreichbaren Systeme der Heilung aufgesucht haben – die konventionelle Medizin (Schulmedizin), die gängigen naturheilkundlichen Schulen mit Chiropraxis, manueller Medizin, Homöopathie, TCM, Akupunktur, Phytotherapie, und natürlich die orthomolekulare Therapie, die mit der Ergänzung von Vitaminen und Spurenelementen arbeitet, sind sie nach Jahren nicht dahin gekommen, in ihre eigene Energie zurückzufinden, die sie vor Beginn ihrer Störung verspürt haben, und nach der sie sich zurücksehnen.

Dieser kleine Band von außergewöhnlichen Fällen, die mit Hilfe der Homöo Kinesiologie gelöst werden konnten, oder auch mit den Vorstellungen, die hinter diesem System stecken mögen, möchte nichts anderes erreichen, als dass noch mehr Patienten mit schwierigen Symptomen, Beschwerden oder Diagnosen in den Bereich der Gesundheit zurückfinden mögen, wenn sie mehr Therapeuten vorfinden, die sich mit diesen ungewöhnlichen Ursachen von Krankheiten und Beschwerden auskennen.

Unsere wunderbare konventionelle Medizin, die sich immer mehr in eine chemische Empfehlung verwandelt, die sich leisten kann, mit dem Etikett „Wissenschaftlichkeit" auf die Ursachensuche zu verzichten, ist leider auch oft nicht in der Lage, unsichtbare Ursachen zu erkennen, weil einmal der mentale Fokus hierfür fehlt, aber auch das Instrumentarium, mit dem man negative Schwingungen, Linksdrehungen, Besetzungen und anderes erkennen kann.

Tatsächlich gibt es auch eine besondere Form von „Wegsehen", wenn es darum geht, Impffolgen zu erkennen. Hier greift sogar die Politik in die Medizin ein, die Ärzten vorgibt, „Nebenwirkungen gibt es nicht". Eine besondere Form von Eingriff in die Medizin, indem das Wegsehen, Bagatellisieren und Ignorieren zum Standard wird. Wenn Obduktionen verboten werden, bedeutet das, dass das Wegsehen institutionalisiert werden soll, Ursachen wollen und sollen gar nicht gefunden werden. Der Goldstandard ist eine Impfung, die genau genommen eine mRNA Manipulation ist, eine Gentherapie, und die den Anforderungen an eine „ordentliche" Impfung nicht standhält. Was bedeutet es, wenn Ärzte dafür bestraft werden, dass sie Atteste ausstellen bei erkannten Unverträglichkeiten? Die Pandemie hat uns gezeigt, dass das Interesse an einer ursächlichen Therapie in der wissenschaftlichen Medizin keine Bedeutung mehr haben soll.

Bei Platon, dem Hauptschüler des Sokrates, lesen wir: „Willst Du den Körper heilen, heile erst die Seele". Wir heilen also erst die verletzten Gefühle, enttraumatisieren die schweren Kränkungen, sorgen für eine leuchtende Aura und für gesunde Chakren, die ihre Funktion als Energieträger für alle Organe wieder aufnehmen können.

Mit Hilfe einer Liste von möglichen Ursachen können wir kinesiologisch relativ präzise und nachvollziehbar Ursachen aufsuchen und dann gezielt behandeln.

Das Schaufelrad der Ideenentwicklung

Eine Rundkomposition voller Symmetrie in Form der Acht
Hat Christian Bormann hier mit Vollendung hingebracht.
Jede Linie scheint genau harmonisch hingezirkelt, genau platziert,
Gleichermaßen mit mathematischer Ästhetik ausgeführt.

Wie würde man die Kreise, die da ineinandergreifen, nennen?
In der Mitte ist die Gestaltung einer Idee sehr gut zu erkennen.
Ein bisschen hin, ein bisschen her, bis der Gedanke ausgereift
Und somit in die Faschingsrolle, in die DNS der Realisation
rein schweift.

Hier wird alles noch einmal genauestens überdacht,
Dann wird der nächste Quantensprung gemacht.
Wie Tüten auf dem Jahrmarkt, voller Süßigkeiten,
Können jetzt die Ideen in die Weite greifen.

Die Spitzen dieser quirligen Gestalten,
Können am Kreisende natürlich nicht mehr halten,
Man sieht sie förmlich über den Rand hin schwingen,
Während zwischen ihnen Bienen und Wespen singen.

Die Quadratur des Kreises ist hier vorbildlich gelungen,
Jedenfalls besser als die mathematischen Eskapaden mühsamst
errungen,
Organisch entwickelt sich hier eine Idee in die Welt der Realisierung,
Es ist die Entwicklung einer Idee mit Quantensprung.

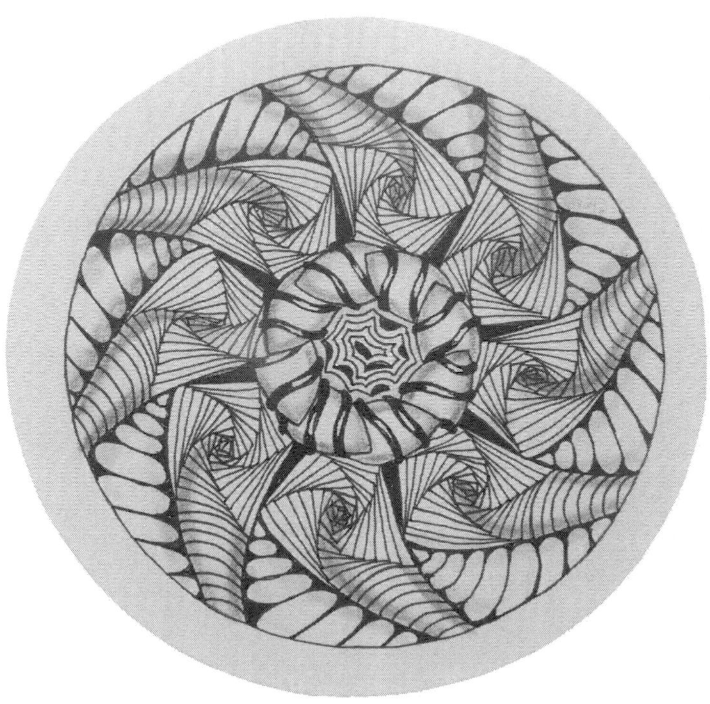

Lieber Christian,
ich denke, Du hast meine Idee in eine Zeichnung umgesetzt,
So fühle ich die Entwicklung der HOM KIN mit Deinem Bild vernetzt.
So stelle ich mir vor, dass eine Idee die Wirklichkeit erreichen kann,
Immer noch stehe ich ganz im Bann:

Dein Bild hat die Dynamik eines Schaufelrades, voller Kraft,
Die feinen Linien gleichen mit den Blättern einem Rad, das schafft,
Das ganze Bild scheint sich ständig in einer Drehung zu befinden,
Geeignet, die eigene Trägheit mit Leichtigkeit zu überwinden.

HZ, 23.06.2023

Voraussetzungen für eine erfolgreiche homöo – kinesiologische Therapie

„Vor die Therapie hat der liebe Gott die Diagnose gesetzt" - so ein Lehrsatz, den ich schon im Studium der Medizin in der Medizinischen Hochschule in Lübeck gehört hatte. Und „Die Therapie sollte nicht schlimmer als die Grundkrankheit sein" - ein ebenfalls sehr bedenkenswerter Lehrsatz aus dem Studium.

Der Grundgedanke für diese neue kombinierte Methode aus klassischer Homöopathie und Kinesiologie nach Goodheart war folgender: Damit ein Simile gut wirken kann und durch keine Blockaden an seiner Wirkung gehindert werden kann, würde man zunächst alle denkbaren Blockaden entfernen. Dieser Gedanke wurde schon von Samuel Hahnemann geäußert an mehreren Stellen seines Hauptwerkes, des „Organons der Medizin", in dem er viele Beobachtungen festgehalten hat und seine Strategien zur Heilung von Patienten dargelegt hat. Ein Monument aus Beobachtungen und davon abgeleiteten therapeutischen Konklusionen. Das Werk ist von so fundamentaler Bedeutung, dass sein Erscheinen 1810 mit dem Beginn der Homöopathie gleich gesetzt wird.

Wie entfernt man Blockaden?

Diese Frage beantwortete ich mit den unterschiedlichen Philosophien von Krankheitsentstehungen der verschiedenen klassischen medizinischen und alternativen Heilmethoden. Ich hatte damals Kurse für verschiedene alternative Fächer besucht, sodass ich eine grobe Vorstellung davon hatte, wie jedes System Krankheiten erklärte.
Die Akupunkteure nahmen an, dass ein Ungleichgewicht der Meridiane erst Störungen und bei fehlender Beseitigung Krankheiten hervorrufen würde. Um hier eine „Meridianblockade" zu lösen, würde man das „Gleichgewicht aller Meridiane D 30" geben, um auf dieser Ebene Ordnung zu schaffen.

Unter strukturellen Ursachen kamen sowohl die Narbenstörfelder als auch die Zähne einschließlich ihrer Zahnstörfelder zum Test.
Bei Narbenstörfeldern kamen die Unterspritzung mit Lidocain 0,5% oder Procain 0,5% in Frage, oder das später von mir entwickelte Mittel Narbenunterspritzung D 30.
Bei Zahnstörfeldern hat sich der Kiefer Komplex Z bewährt mit den vier Mitteln Kieferostitis D 30, Pulpitis D 30, C3, C4 Komplement D 30 und Imipenem D 30.

Die Psychotherapeuten nehmen ja Psychotraumata (und Mobbing) als Ursache von Krankheiten an, Kränkungen, Trauer um Verluste, Trennungsschmerzen und andere Störgefühle, die von zu viel häuslicher Gewalt herrühren mochten. Hierfür ergab sich eine größere Zahl von „gestörten Gefühlen", die sich unter dem Psycho Komplex Z wieder auflösen lassen. Schon das Wort Kränkung legt nahe, dass durch Kränkungen Krankheiten entstehen können.

Jedes dieser wertvollen naturheilkundlichen Fächer hat also eine andere Vorstellung von der Entstehung von Krankheiten, aber es gab damals noch keinen „Dachverband“, der alle diese unterschiedlichen Vorstellungen unter einen Hut, unter ein Dach gebracht hätte.

Will man aber möglichst viele Störungen, Blockaden, Hindernisse beseitigen, ist es nützlich, alle diese Stichworte abzufragen, auf deren Ursache später eine Krankheit entstehen kann.

Der Vollständigkeit halber sei diese Liste hier als Stichworte genannt, um zu zeigen, dass Blockaden im sichtbaren wie unsichtbaren Bereich liegen können und dennoch alle aufgelöst werden sollten, bevor man ein Simile wählt, das dann auf einen „bereinigten Organismus“ trifft, der auch reaktionsfähig ist und dann, unter optimalen Umständen, in unvorstellbarer Geschwindigkeit zur Gesundheit führen kann. Dieses sehr schnelle Erreichen der Gesundheit habe ich nach dem Vorbild von Huneke Sekundenphänomen nach Zeeden genannt.

Die Blockaden, die eine adäquate Reaktion eines Patienten verhindern, können also auf diesen Ebenen liegen: Struktur = Narben, Zähne, Psyche, Vitaminmangel, Spurenelemente Mangel (Zn, Se), Schwermetallbelastung (As, Cd, Hg, Al, Pb), genetische Belastung, toxische Belastung = Impffolgen nach Pockenimpfungen, Impffolgen aller anderen Impfungen, hormonelle Störungen, hinderliche Glaubenssätze (wie: mir kann keiner helfen, mir soll keiner helfen), negative Felder (negative Gedanken, Besetzungen), geopathische Belastung (Erdstrahlen, Strahlungsfolgen), Antikörperbildung (alle allergischen Erkrankungen), RNS – Störung (Tumore, Karzinome),

Beidhändigkeit (fehlende Seitendominanz), Übersäuerung, Organbezug zu Organen, die von einer Störung betroffen sind, Hirnhautverziehung (Thema der Osteopathen), Chakren (Energiezentren, die im indischen Bereich geheilt werden), Aurastörungen (Thema der Geistheiler), familiäre Konflikte (Thema der Familienaufstellung), Rechtsdrehung (Thema = Therapieresistenz), Nanopartikel (Belastung mit diesen kleinen Ministoffen, denen bisher keine Krankheiten zugeordnet wurden), Oxytocin (zu wenig Kuschelhormon, lieblose Kindheit), und karmische Belastungen (Mitbringsel aus anderen Leben).

Hat man auf diesen Ebenen Klarheit geschaffen durch Gabe der entsprechenden standardisierten homöopathischen Mittel, kann man auf die Suche nach einem passenden Simile und einem gut gewählten Konstitutionsmittel gehen. Diese können dann blitzschnell wirken, weil es keine Hindernisse mehr zu überwinden gibt.

Das war jedenfalls die Grundidee, wie man mit Hilfe verschiedener Philosophien Hindernisse auflösen kann, um eine optimale Ansprechbarkeit eines Patienten zu erreichen. Ist der Patient reaktionsfähig, kann Unglaubliches geschehen, was in den Büchern Abenteuer Homöopathie Band 1 bis 5 für viele interessante, aber auch unglaubliche Fälle dargelegt ist, in denen Dinge passieren, die unsere Vorstellungskraft übersteigen, weil uns die dazu gehörigen Erklärungsmodelle noch fehlen. Energie spielt auf einer anderen Liga, könnte man sagen, als die Heilkunst, die sich ausschließlich auf materielle Wirkungen stützt.

Welche Voraussetzungen benötigen wir also, um energetisch zu therapieren?
Wir brauchen die Liste zur Lösung von Blockaden, wir brauchen einen guten kinesiologischen Test und wir benötigen Grundlagen der Homöopathie. Vielleicht benötigen wir auch etwas Selbstvertrauen und Vorstellungen, dass die Energie eine andere Seite der Medaille ist von der materiellen Seite unserer Welt. Hier hilft uns die Einsteinformel, Energie = Materie Mal Quadrat der Lichtgeschwindigkeit.

Energie ist also nicht besser oder schlechter als Materie, sondern genau das Gleiche, nur eine andere Daseinsform. Falls wir diese Prämissen akzeptieren können, haben wir alle Voraussetzungen erfüllt, um erfolgreich energetisch heilen zu können.

Der Stirnstrich

Bei Dr. Klinghardt hatte ich schon 1999 die Kinesiologie erlernt und dabei auch gesehen, dass man Informationen einklopfen kann. Mit der Klopftechnik nach Klinghardt sozusagen.
Diese habe ich auch für homöopathische Mittel verwendet, bis zum Jahre 2005. Damals kam mir über eine Anregung in einem meiner Kurse die Idee, statt der etwas umständlichen Klopftechnik nach Klinghardt den Stirnstrich (nach Dr. Zeeden) zu verwenden. Das geht sehr viel schneller, ist einfacher, weniger belastend und genau so effektiv wie die Klopftechnik nach Klinghardt.

Bei dem Stirnstrich handelt es sich beim Menschen um den Strich, den man mit dem Daumen der Händigkeitshand (beim Rechtshänder also mit dem rechten Daumen, beim Linkshänder mit dem linken Daumen) bei Patienten oder bei sich selbst ausführt. Dabei streicht man von der Nasenwurzel über das Stirnchakra bis zur Stirnhaargrenze und spricht dabei das Mittel aus, das appliziert werden soll, zum Beispiel Arsenicum album D 100 Mio.

Beim Tier macht man das entsprechend, von oberhalb der Nase des Tieres bis zur vorgestellten Stirne. Auch beim Tier kann man das Mittel laut aussprechen.

Genau genommen kann man das Mittel auch leise sprechen oder denken, das ist ebenfalls wirksam. Da ich auf Transparenz achte und Wert darauf lege, dass der Patient alles versteht, was ich erzähle, habe ich mir das laute Sprechen angewöhnt.

Die Technik ist so einfach, das jeder Patient den Stirnstrich sogar am Telefon erlernen kann. Eine sehr ausführliche Schilderung des Stirnstriches ist auf der Webseite von Frau Dr. med. Deborah Wolff zu finden, unter www.homoeopathie-wolff-luebeck.de zu finden.

Die Wirkung nach dem Stirnstrich

Nach einem Stirnstrich kann man kinesiologisch testen, ob das Mittel „angekommen" ist. Falls wir vorher das Problem Ängste haben, können wir beim Test beim Stichwort „Angst" einen schwachen Arm annehmen und erhalten. Wenn wir jetzt „Angst testet gegen Arsenicum album D 100 Mio." testen, bekommen wir einen starken Arm. In den kinesiologischen Kursen wird hierfür ein Röhrchen Arsenicum album D 100 Mio. in die Hand des Patienten gegeben, und dann wird „Angst" nachgetestet. Auch hier wird der Arm stark.

Die neue Erkenntnis, ich ich erst nach den Kursen von Dr. Klinghardt bekommen habe, war, dass es gar nicht nötig ist, einen Testkasten mit Globuli bereit zu halten, sondern dass es reicht, wenn das Mittel akustisch übermittelt wird, die Information also nicht über die Haut, sondern über das Ohr geht.

Diese Erkenntnis war deshalb bahnbrechend, weil man jetzt auf alles Materielle wie Testkästen komplett verzichten konnte und einen weiteren, unglaublichen und fast unendlichen Freiheitsraum für Testungen aller Art erhält.

Das war auch die Voraussetzung dafür, dass ich Gefühle, Emotionen oder Situationen testen konnte, die es in Globuliform gar nicht gibt, wie Zahnschmerz D 30 oder Zerwürfnis D 30, Narbenunterspritzung D 30, Familienaufstellung D 1000.

Zusätzlich kann man in kurzer Zeit alle möglichen Potenzen durchtesten und kann dann mit großer Sicherheit sagen, welche Potenz ein Patient von welchem Mittel ganz genau benötigt.

Eine weitere Besonderheit besteht darin, dass man bei einer heftigen Erstverschlimmerung – bei Arsenicum album D 500 zum Beispiel Schwäche und Übelkeit – sofort wieder ausstreichen kann, indem man das Mittel sagt und den Stirnstrich von der Haargrenze nach unten zur Nasenwurzel ausführt. Dieses Verfahren zum Ausleiten von Nebenwirkungen oder Erstverschlimmerungen ist in der klassischen Homöopathie unbekannt und somit ein Alleinstellungsmerkmal in der Homöo – Kinesiologie.

Die neue Grundtestung in der Kinesiologie

Auch der kinesiologische Grundtest, ob die Regulation richtig funktioniert oder ob eine Blockade vorliegt, wurde grundlegend geändert.

Bei den Kursen bei Dr. Klinghardt hatte ich noch gelernt, dass man für die Testung der korrekten Regulation das Konzeptionsgefäß von oben nach unten ausstreicht, also vom Kinn über den Nabel hinunter zur Symphyse entlang streicht, als ob man eine Wasserströmung – hier den Energiefluss – verlangsamen wollte. Nach dieser energetischen Schwächung bekommt man immer einen schwachen Arm. Streicht man das Konzeptionsgefäß jetzt wieder in die richtige Richtung aus, gibt also dem Wasserlauf – hier dem Energiefluss – wieder Schwung, indem man von unten nach oben streicht, wird der Patient wieder gestärkt, und der Arm wird wieder stark. In diesem Fall sehen wir: Die sogenannte Regulation ist regelrecht, wir haben eine testfähige Situation vor uns.

Bei Patienten mit Depressionen, Burnout, Fibromyalgie, Suizidalität oder Umständen mit einem Lebensknick, die also schon sehr geschwächt sind, kann es leicht passieren, dass man den schwachen Arm einfach nicht mehr stark machen kann, egal, wie oft man das Konzeptionsgefäß von unten nach oben streicht und versucht, die Energie des Patienten wieder herzustellen.

Um solche fatalen Ergebnisse nach dem Grundtest zu vermeiden, habe ich mir analog zur akustischen Testung ebenfalls einen akustischen Test ausgedacht. Falls ich also das System nur akustisch schwäche, kann ich sehr viel leichter wieder in die Ursprungsenergie zurückkehren.

Auch diese Neuerung ist ein wichtiger Punkt, der uns von einer „schamanischen Bewegung" zur akustischen Information bringt. Auch hier entstand ein weiterer Freiheitsgrad in der Testung.

Weitere Wirkungen des Stirnstriches

Nach dem Stirnstrich empfinden fast alle Patienten und Probanden eine tiefe Entspannung, die häufig eine Wärmeentwicklung mit sich bringt, die im Sonnengeflecht entsteht und sich dann über den ganzen Körper ausbreitet. Nach dem Stirnstrich warte ich ca. 5 Minuten, bis die Energie bei dem Patienten bereits ihre heilsame Kraft zu entfalten beginnt. Danach kann ich bei fast allen Patienten spüren, dass die Temperatur der Hände enorm gestiegen ist. Bei der Frage, ob dem Patienten warm geworden ist, sagen so gut wie alle „ja". Sind Angehörige dabei, lasse ich auch sie die Temperatur der Hände testen.
So wird die Aussage des Patienten nicht nur von mir, sondern von allen Anwesenden bestätigt. Ein Zeichen dafür, dass der Patient nicht nur aus Höflichkeit meine Frage mit „ja" beantwortet hat. Grade bei skeptischen Patienten oder kritischen Angehörigen lohnt es sich, sie an wahrnehmbaren Änderungen teilhaben zu lassen.

Zusätzlich stelle ich die offene Frage, ob der Patient sonst noch etwas erlebt hat. Häufig gibt der Betroffene dann an, ein elektrisches Gefühl durch den ganzen Körper gespürt zu haben. Schließlich frage ich nach den Beschwerden, die ich vorher und nachher auf einer Intensitätsskala von 1 bis 10 bestimmen lasse. Hier kommt dann die nächste Überraschung, die ich im Rahmen der klassischen Homöopathie so nie erleben konnte.

Das Sekundenphänomen nach Zeeden

Haben wir es mit Knieschmerzen bei einer chronischen Polyarthritis zu tun, gibt es im konventionellen medizinischen Bereich, also beim Orthopäden oder beim Rheumatologen, nur langsame Veränderungen, egal, was wir in die Gelenke injizieren. Beim Homöopathen ist es nicht viel anders. Egal, welche Globuli er gibt, es wird kaum zu einer schnellen Reaktion kommen, die innerhalb von Sekunden oder wenigen Minuten spürbar wird.

Anders ist es in der Homöo – Kinesiologie.

Hier erlebe ich nach dem Stirnstrich der richtigen und wirksamen Mittel häufig, dass die Beschwerden des Patienten weitgehend oder sogar vollständig verschwinden.
Der Patient klagt über Schmerzen in beiden Beinen und hat ein humpelndes Gangbild nach einer Impfung. Nach dem Stirnstrich mit Impfausleitung D 30 warte ich wenige Minuten, und anschließend spürt der Patient keine Schmerzen mehr im Bein, und das Gangbild ist flüssig wie früher, als ob er nie eine Impfreaktion gehabt hätte. Dieser Patient hat also das Erlebnis eines Sekundenphänomens nach Zeeden gespürt. Nur als das Beispiel eines Falles, der in Abenteuer Homöopathie Band 5 genauer beschrieben ist.

Das Prinzip der Nachbehandlung alter Verletzungen und Störungen

Da ich beim Knieschmerz ja die ganze Ursachenliste durchteste, komme ich auf alte Prellungen, die ich mit Conium maculatum D 30 nachbehandele, auf alte Bänderzerrungen am gleichnamigen Bein, die ich mit Ruta graveolens D 30 nachbehandele, komme ich auf eine alte Hirnhautverziehung, die sich nach einem Sturz vom Roller vor zehn Jahren ereignet hat, die ich mit Hirnhautverziehung D 30 nachbehandele, und es kommt das Organpräparat für alle Gelenke, der Pankreas D 30. Schließlich nehme ich noch die beiden Organpräparate Musculus D 30 und Ligamentum D 30 für Muskel und Bandapparat, und ein Mittel, das alle Kniestrukturen beinhaltet, die Patellaführung D 30.

Gegebenenfalls benötige ich noch die Rechtsdrehung, um die bestehende Therapieresistenz aufzulösen.

Habe ich jetzt alle diese Mittel einzeln oder in Komplexen verpackt (Gelenk Standard Z, Muskel Komplex Z) per Stirnstrich gegeben, kann sich das Knie auf allen Ebenen sofort „neu ordnen". So kann der Patient nach fünf Minuten, wenn er aus seiner tiefen Entspannung wieder geweckt wird, nicht ganz selten fühlen, dass er das Knie noch fühlt, aber dass er keinen Schmerz mehr spüren kann. Wir machen eine Gehprobe, der Patient humpelt nicht mehr, das Gangbild ist glatt, regelmäßig und geschmeidig geworden, und der Patient verlässt die Praxis begeistert mit „verlorenen Schmerzen", mit der Skala = 0.

Diese zufriedenstellenden Verläufe konnten schon viele Therapeuten motivieren, sich das einfache Rüstzeug zuzulegen, um auf diese elegante Weise therapeutisch tätig zu werden.

Hier ein kleines Zitat aus einer Email einer 80 Jahre alten Dame mit chronischer Polyarthritis vom 18.04.2023:
„Lieber Herr Dr. Zeeden, heute morgen 7 Uhr habe ich Ihre Rezeptur eingestrichen, weil ich solche brennenden Schmerzen hatte. Nach 10 Minuten bin ich schmerzfrei eingeschlafen!"

Solche sehr schnellen Schmerzminderungen sehe ich oft, und natürlich gibt es auch viele undulierende Verläufe, mit einer Achterbahn von Schmerzen, die stärker und dann wieder schwächer werden. Das Endergebnis ist aber meistens nach der Therapie deutlich besser als vorher.

Die Therapieresistenz und ihre Ursachen

Als therapieresistent bezeichnet man eine Erkrankung, die auf keines der verfügbaren Behandlungsverfahren (Therapien) anspricht. Eine Therapieresistenz kann leicht zu einem Bruch zwischen Arzt und Patient führen, denn wenn der Patient nach dem fünften Kopfschmerzmittel noch keine Linderung erfahren hat, vielleicht sogar Nebenwirkungen durch die Medikation in Kauf nehmen musste, kann er ungeduldig werden, den Arzt für unfähig halten, während der Arzt ihn vielleicht als Simulanten betrachten könnte oder als impertinent, eben nicht nachgebend, und so kommt es dann leicht zu einem Ausrutscher in dem Sinne: „Vielleicht sind Ihre Kopfschmerzen ja nur eingebildet. Ich hatte jedenfalls noch nie Kopfschmerzen, und vielleicht gibt es diese ja auch gar nicht. Vielleicht liegt alles an Ihnen, und dann brauchen Sie einen Psychotherapeuten oder einen Psychiater, der Ihnen die Kopfschmerzen austreibt."
Auch Ärzte und Therapeuten sind Menschen, und wenn sie mit ihrer eigenen Hilflosigkeit konfrontiert werden, kommt es leicht zu Ärger, Zorn, Wut und natürlich auch Ausrutschern, die geeignet sind, das vertrauensvolle Verhältnis von Arzt und Patient empfindlich zu stören.

Hier stellt sich die Frage: Wie erkenne ich eine Therapieresistenz und wie kann ich sie von einer ungeeigneten oder unwirksamen medikamentösen Therapie unterscheiden?

Die Rechtsdrehung

Aus meinen Erfahrungen heraus konnte ich über Therapieresistenz und ihre Ursachen nirgendwo etwas Substanzielles finden, sodass ich mich auf die Suche machte, das Problem zu lösen. 2014 gelang mir endlich der Durchbruch durch eine Intuition bei einem mir gut bekannten Ehepaar mit Knieschmerzen. Ich gab die Rechtsdrehung D 1000, und siehe da, die Kniescherzen reagierten plötzlich auf die Mittel, Nux vomica und Rhus tox. D 30, was vorher nicht der Fall war.

Ich hatte also vorher die richtigen Mittel gegeben, Nux vomica D 30, Rhus tox. D 30, aber es passierte nichts, die Knieschmerzen blieben bei der Skala von 7, also „starke Schmerzen beim Gehen und Treppe hoch gehen“. Erst, nachdem ich die Rechtsdrehung D 1000 gegeben hatte, kam es zu einer deutlichen Schmerzminderung mit der Skala = 3, „leichte Schmerzen“. In den folgenden Wochen und Monaten erwies sich die Rechtsdrehung auch bei allen anderen therapieresistenten Patienten als Blockade lösend.

Die Linksdrehung

Anscheinend war es also die Linksdrehung, die jegliche Therapie blockierte. War man mit der Linksdrehung geboren, oder hat sich die Linksdrehung im Laufe des Lebens, evtl. unter ungünstigen Umständen entwickelt und etabliert? Dieser Frage war ich dann ebenfalls nachgegangen, indem ich kinesiologisch testete: die Linksdrehung besteht seit Geburt? - Nein. Sie wird erworben? - Ja. Durch ungünstige Umstände? - Ja. Durch Mobbing? - Ja. Durch besonders heftige Neidsituationen? - Ja. Durch alle möglichen negativen Emotionen? - Ja.

Für die Rechtsdrehung gab es jetzt noch viele interessant Dinge zu entdecken, die in der konventionellen Medizin keine Rolle spielen, da hier der Fokus völlig fehlt.

Experimente mit der Rechtsdrehung

Probiert man Kaffee in der Kantine, schmeckt dieser immer etwas bitter, Skala zwischen 3 und 6 meistens. Jeder kann diesen bitteren Geschmack sofort spüren und ihn dann individuell auf seiner Skala bestimmen. Nehmen wir an, der Kaffee ist mittelgradig bitter auf der Skala = 5.

Dreht man mit dem händigen Zeigefinger jetzt rechtsdrehende Kreise über der Oberfläche des Kaffees, ca. 30 Sekunden, wartet 30 Sekunden, und probiert den Kaffee erneut, wird er 1, 2 oder nach wenigen Minuten auch 3 Skaleneinheiten nach unten sacken, denn der Bitterstoff wird weniger geschmeckt, manchmal verschwindet er sogar vollständig.

Wir können also mit unseren Geschmacksknospen die Wirkung einer manuellen Rechtsdrehung sinnlich erfassen, sodass wir uns nichts erzählen lassen müssen, sondern alles genau selbst nachprüfen können.

Wenn wir einen Kursteilnehmer auf eine Wand blicken lassen, die eine rechtsdrehende Spirale zeigt, ist sein Arm stark.

Zeigen wir ihm eine linksdrehende Spirale, wird der Arm sofort schwach. Wir können also die Linksdrehung auch optisch applizieren und erkennen sofort, dass das eine Schwingung ist, die alle Probanden schwächt. Linksdrehung = schwächend, Rechtsdrehung = stärkend.

Schließlich können wir das auch akustisch machen, wir sagen Linksdrehung, und schon ist der Arm schwach, wir sagen Rechtsdrehung, und der Arm ist sofort wieder stark.

Wir haben es hier also mit einem sehr tief liegenden System zu tun, das ich bisher nur an der Oberfläche angekratzt habe. Welche physikalischen Grundlagen führen zu der Stärkung und zur Schwächung? Diese Untersuchungen sind vermutlich einem Fraunhofer Institut oder einem biophysikalischen Institut vorbehalten, über deren Ergebnisse ich noch nichts berichten kann.

Alleine die Tatsache, dass man mit Hilfe der Rechtsdrehung Therapieresistenz auflösen kann, zeigt den hohen Wert dieser homöo – kinesiologischen Entdeckung. Zusätzlich kann man linksdrehende Gegenstände – Brillenglas, Ehering, Funkarmbanduhr, Lederstiefel, Laptop und anderes mit rechtskreisenden Bewegungen des händigen Zeigefingers in eine dauerhaft Rechtsdrehung abändern.

Ein Beispiel für Linksdrehung

Eine schwere Form von Migräne

Schon aus der schriftlichen Korrespondenz war ersichtlich, dass es sich bei der 50 Jahre alten Christine um eine hormonelle Migräne handeln würde. Alle 14 Tage kam es zu einem Anfall, der 24 bis 36 Stunden andauern konnte. Danach waren 24 Stunden Regeneration erforderlich, bis sie wieder einsatzfähig war. Der Beginn fiel in das 9. Lebensjahr.

Erste Therapie

Für die hormonelle Harmonisierung gab ich damals den Hormon Komplex Z, der Pulsatilla D 1000, Sepia D 1000, Cimicifuga D 30, Uterus D 30, Ovarien D 30 und Hypophyse D 12 enthält, und zusätzlich erhielt sie Sanguinaria D 30 und Lachesis D 30.

Zwischenergebnis

Immerhin dehnte sich der Abstand zwischen den Migräneanfälle von bisher 2 Wochen auf 5 Wochen aus. Es gab also deutlich spürbare Besserungen, ohne dass der Knoten ganz gelöst worden wäre.

Konsultation vom 03.02.2023

Am 03.02.2023 erschien Christine in meiner Zweigpraxis in Weidenau, um über eine systematische Testung möglichst alle Ursachen ihrer jahrelang bestehenden Kopfschmerzen zu erfassen und therapeutisch zugänglich zu machen.

Die Hände fühlten sich kühl und trocken an, Christine war schmal, sehr sympathisch und offensichtlich wissbegierig. Silicea war ihr Konstitutionsmittel. Passend zu den kalten Händen und Füßen gab es auch ein Hitzegefühl im Übergang der Schulter zum Hals. Eine klassische Temperaturverteilungsstörung, die für Silicea sprach.

Erste Therapie

Silicea D 1000.

Wirkung nach dem Stirnstrich mit Silicea D 1000

Christine berichtete, dass sie jetzt ein Wärmegefühl im Bauch verspüre, im Bereich des Sonnengeflechtes, das sich nach und nach, langsam aber gut spürbar, ausbreitete.
Noch während ich den Stirnstrich ausführt, fiel mit die Brille auf, die mir ein Störfeld zu sein schien.

Störfeld Brillengläser

Tatsächlich testete ich beide Brillengläser als linksdrehend, und im Richtig – Falsch – System erfragte ich, ob dieses Störfeld die Kopfschmerzen generieren würde. Es kam ein klares ja. Die Hormonstörung war ebenfalls eine Ursache für die Kopfschmerzen, aber weitere Ursachen schien es nicht zu geben.

Entstörung der Brillengläser

Die Brillengläser waren also linksdrehend, was im Kopfbereich zu erheblichen Störungen aller Art führen kann, natürlich auch zu Kopfschmerzen. Christine berichtete, dass sie die Brille sofort absetzt, sobald sie zuhause ankommt, weil sie die Brille einfach „nicht mag“. Ein Zeichen dafür, dass etwas nicht stimmte.

Ich entstörte die Brillengläser, indem ich sie mit meinem Zeigefinger und mit kreisenden Bewegungen bedeckte, die dann zu einer Rechtsdrehung führten. Danach waren die Brillengläser entstört. Eine Entstörung reicht meistens für viele Jahre. Als Christine die Brille erneut aufsetzte, entfiel das unbestimmte unangenehme Gefühl, und die Stirn schien sich auszubreiten, frei zu werden, während sie sich vorher eher zusammenzog und eine senkrechte Stirnfalte bildete.

Überlegungen zum Fall

Nachdem ich vor ca. 20 Jahren meinen ersten Fall von schweren Kältegefühlen im Stirnbereich auf ein linksdrehendes Brillenstörfeld zurückgeführt hatte, konnte ich bei weiteren 20 bis 30 Patient*innen Brillenstörfelder entstören und ggf. Operationen im Nasenscheidewandbereich verhindern, indem ich das Brillenstörfeld identifizierte und die vorliegende störende Linksdrehung durch eine verträgliche Rechtsdrehung ersetzte. Dieser erste Fall ist in meinem Buch Abenteuer Homöopathie, Band 1, als Fall 8 veröffentlicht.

Das Phänomen der Linksdrehung ist weitgehend unbekannt. Die Linksdrehung bezieht sich nach meinen Vorstellungen auf das äußere Magnetfeld des Menschen, die Aura. Mit Geburt können wir eine rechtsdrehende Aura feststellen. Unter ungünstigen Umständen wie Mobbing oder anderen kränkenden Verhältnissen scheint sich aber die Rotation unseres körpereigenen Magnetfeldes umzudrehen, zu kippen, und dreht dann links herum. Eine Linksdrehung der Aura verursacht eine Therapieresistenz. Diese kann man durchbrechen, indem man Rechtsdrehung D 1000 gibt, als Globuli oder als Stirnstrich, oder linksdrehende Störfelder wie Brille, Laptop, Funkarmbanduhr und Ehering, manuell rechtsdrehend macht, indem man mit dem Zeigefinder der Händigkeitshand rechtsdrehende Kreise über dem linksdrehenden Gegenstand ausführt.

Da die Linksdrehung weder in der Homöopathie noch in der Kinesiologie bekannt ist, also weder aufgesucht noch therapiert wird, können solche Störfelder lange bestehen, bevor sie entdeckt und behandelt werden. Möglicherweise bin ich der Erstbeschreiber dieses besonderen Phänomens.

Im Nachhinein konnten alle diese heilsamen Aktionen nicht zum Ergebnis führen, weil das linksdrehende Störfeld bei den Brillengläsern nicht entdeckt werden konnte. Falls mir das Brillenglas nicht intuitiv „ins Auge" gesprungen wäre, hätte ich es bei der systematischen Untersuchung von 35 potenziellen Ursachen für Störungen mit Sicherheit entdeckt, weil die Rechtsdrehung separat abgefragt wird.

Ein schönes Beispiel für die Bedeutung der Homöo – Kinesiologie, bei der 35 potenzielle Ursachen in einer Systematik abgefragt werden, die nicht immer, aber doch sehr oft zu den Ursachen von Störungen führt, die oft im Unsichtbaren liegen.

Akustische Inhalation

Im Rahmen meiner genauen Beobachtungen, was beim kinesiologischen Test passiert, konnte ich bei mehreren hundert Patienten beobachten, dass es nach dem kinesiologischen Test mit den gefundenen Ursachen und den dann genannten und getesteten Mitteln bereits zu einem Heilungsprozess gekommen war, bevor ich noch den Stirnstrich applizieren konnte. Der Patient hatte „nur" aufgrund des Hörens der richtigen Frequenz – der richtigen Schwingung – des heilenden Mittels bereits mit der Heilung, der Reparatur begonnen, bevor ich noch therapeutisch zum Zuge kam.

Da dieses Phänomen bisher nie beschrieben wurde, habe ich mir einen Namen dafür ausgedacht. Weil der Patient ja durch die akustische Information zur Heilung kam, und meine Worte gewissermaßen inhaliert hatte, habe ich das Phänomen „akustische Inhalation" genannt.

Warum wurde das bisher nie beobachtet? Der homöopathische Arzt findet bei der Untersuchung des Patienten oft nicht alle Ursachen für das vorgetragene Leiden. Zusätzlich spricht er nicht alle heilenden Mittel aus, die in Frage kommen. Meistens notiert er die von ihm gefundenen Mittel still und schweigend auf ein Rezept, das dann in einer Apotheke eingelöst wird und das später zu unbekannten Konditionen eingenommen wird.

Das wäre die Essenz der Homöo - Kinesiologie, und das Besondere an der Testung: Man kann Zeuge einer akustischen Inhalation werden! Für Patient und Therapeut ein sehr befriedigendes Erlebnis! Und es zeigt auch, dass es die Schwingungen sind, die heilend wirken, und nicht ein Plazeboeffekt, der ja der Homöopathie immer wieder unterstellt wird.

Die akustische Inhalation ist ein wichtiger Baustein für die Beweiskette, dass Schwingungen heilen.

Fälle zur akustischen Inhalation

Vitalitätsverlust nach Hufschlag ins Gesicht

Anamnese vom 16.03.2023, Lübeck

Die knapp 60 Jahre alte Bucharana hatte 1985 von ihrem eigenen Pferd mit dem unbeschlagenen Huf einen Tritt auf die Stirne bekommen. Es gab viele Frakturen im Stirnbereich, eine Stirn- und Hirn Prellung, und später wurden die entstandenen Mucozelen alle in mehreren Operationen auf mehrere Jahre verteilt abgesaugt. Im letzten CT von 2012 gab es keine Mucozelen mehr, die Stirnhöhlen waren mit Bauchfett aufgefüllt, und es gab ein medizinisch zufriedenstellendes Ergebnis. Andererseits spürt sie jeden Tag Druck im Stirnbereich, der nie richtig weg geht. Heute sind die Schmerzen und der Druck bei Skala = 8. Ihre Lebensplanung ist ihr verloren gegangen, und ihr innerer Saboteur gibt ihr ständig falsche Ratschläge. Sie leidet unter Kopfschmerzen, vor allem bei Wetterwechsel.

Im sozialen und im emotionalen Bereich ist sie zu kurz gekommen. Als sie vier Jahre alt war, starb ihre Oma an einer Multiplen Sklerose, die einzige Person, die sie in den Arm genommen hatte.

Überlegungen zum Fall

Die Lebensplanung, die Kreativität und die Fähigkeit zu Visionen ist im Frontalhirn lokalisiert, jenem Ort, der durch den Pferdetritt durch eine maximale Prellung außer Gefecht gesetzt wurde. Daher gingen wir gemeinsam die Einzelheiten dieses Prellungsunfalls durch, um zu den Mitteln zu gelangen, die eine möglichst vollständige Reparatur der alten Schäden versprechen konnten.

Für die schwere Prellung fand ich das Mittel Conium maculatum D 100 Mio., für die vielen Brüche des Stirnbeins fand ich den Verletzungs Komplex Z.
Im Alphazustand sah ich mir die Verletzungsfolgen an. Hier erschien ein dickes schwarzes Brett vor der Stirne, das unter dem Mittel Aethusa D 1000 sehr schnell verschwand.
Für die zahlreichen Narbenstörfelder fand ich die Narbenunterspritzung D 30 und den Bergkristall D 100 Mio.

Für das Großhirn und das Frontalhirn fand ich das Organpräparat Cerebrum D 30, für die Konzentrationsfähigkeit den Konzentrations Komplex Z und für das schwache Gedächtnis den Gedächtnis Komplex Z.

Das Stirnchakra

Das Stirnchakra ist ja für alle Bewusstseins- und Erkenntnisfunktionen zuständig. Dieses war offensichtlich schwer verletzt. Da alle anderen Chakren auch unter der Prellung gelitten hatten, gab ich den Chakren Komplex Z, der alle sieben Hauptchakren in der D 30 enthält. Schließlich sah ich, dass die Kopfaura geschrumpft war und gab daher den Aura Komplex Z.

Die Abgrenzung fällt ihr schwer, sie kann ihre Gefühle schwer äußern und hat den Eindruck dass sie unterbrochen wird oder dass niemand zuhört, wenn sie etwas sagt. Hierfür finde ich den Sprachlosigkeits Komplex Z und den Psycho Komplex Z.

Im kinesiologischen Test wurden diese Mittel alle bestätigt.

Die akustische Inhalation

Nach diesen gemeinsamen Überlegungen gab es eine interessante Zäsur.
Bucharana berichtete mit großen erstaunten Augen, dass der Druck über den Augenbrauen von 8 auf „ganz gering", also Skala = 0 bis 1, gesunken war, noch bevor ich einen Stirnstrich gegeben hatte. Was war passiert? Bucharana hatte eine sehr schöne akustische Inhalation durchgemacht, eine beginnende Heilung, nur durch die laute Aussprache der richtigen heilenden Mittel, die ihr helfen würden, die Lebensplanung wieder aufzunehmen.

Nach dem anschließend noch applizierten Stirnstrich berichtete sie, dass es im Stirnbereich gekribbelt hätte, es sei warm geworden und sie habe sehr viel grünes Licht gesehen.

Da sie aus dem Keller meine Kompositionen gehört hatte, die Bildtransformation Avanti, Bagatelle 18, und sie klassische Musik liebte, konnte ich ihr eine CD mit Kammermusik von mir mitgeben, ebenso den Jakobsweg, neue Auflage.

Wir hatten vor der Therapie zwei Fotos gemacht und nach der Therapie noch weitere drei Fotos. Der Gesichtsausdruck, der zu Beginn noch Verzweiflung und Aussichtslosigkeit gezeigt hatte, war jetzt zu einem strahlenden Lächeln geworden, oder in Ruhe zu einer entspannten Gesichtsformation, die einen großen Fortschritt im mentalen Bereich anzeigte. Entsprechend fühlte sie sich „super und voller Kraft", während sie zu Beginn gesagt hatte, dass sie sich schwach und elend fühlte und einem Zusammenbruch nahe.

Überlegungen zum Fall

Tatsächlich ist eine akustische Inhalation keine Seltenheit, ich sehe ca. 10 bis 20 solche Fälle im Jahr, ohne dass ich eine spezielle Statistik darüber führen würde. Oft sind die Fälle unspektakulär. Hier jedoch gab es eine große Besonderheit. Der Druck hinter der Stirne, der bereits seit mehreren Jahrzehnten bestand – von 1985 bis 2023 – 38 Jahre lang – und dieser Druck, der trotz der Auffüllung der Mucozelen in den Stirnhöhlen auf der Skala = 8 angedauert hatte – immerhin ein „sehr schwerer Druck über der Stirne" - hatte ihre visionären Fähigkeiten, die Fantasie und die Zukunftsplanung, gewissermaßen außer Gefecht gesetzt, sodass ihr diese Fähigkeiten durch den Unfall abhanden gekommen waren. Das freundliche Gemüt hatte sie behalten, aber die mentalen Fähigkeiten waren geschrumpft.

Und noch während wir uns unterhielten, die auflösenden Mittel alle genannt hatten, lässt dieser Druck der Jahrzehnte nach, bevor ich noch den Stirnstrich ausführen kann. Von Skala 8 auf fast null.

Es ist ein Segen, an solchen Ereignissen teilhaben zu dürfen, und genau genommen kommen hier zwei Dinge zusammen:

Die scheibchenweise Aufarbeitung der Schritte, die zur Zertrümmerung des Frontalschädels geführt hatten und die laute Nennung der homöopathischen Mittel, die zusammen dann zu einer akustischen Inhalation führen können, wenn die Resonanz zu den Mitteln groß genug ist.

Ein weiteres Beispiel für eine akustische Inhalation

Auflösung einer systemischen Sklerose mit Morbus Raynaud

Anamnese vom 16.03.2023

Nofra habe eine systemische Sklerose mit einem schweren Morbus Raynaud. Im Winter werden die Finger weiß und blau, sie schmerzen sehr und die Fingerkuppen springen auf. Sie zeigt Bilder, die das Ausmaß der Probleme veranschaulichen.

Sie ist Erzieherin in einem Waldkindergarten, ist den ganzen Tag draußen, im Sommer bekommt sie viel Sonne ab. Sie ist die einzige Kindererzieherin, die nicht geimpft ist. Daher bekam sie auch viel Druck und Gegenwind.

In ihrer Kindheit ist sie mit Gewalt aufgewachsen. Ihr Vater hatte wohl finanzielle Sorgen als Landwirt, und wenn er frustriert war, entlud er seinen Frust in Form von Schlägen an die Kinder.
Diese Schläge waren also keine Bestrafungen für Vergehen, sondern sie kamen sehr unvorhersehbar. Der Druck zur Impfung wurde von ihr auch als Gewalttätigkeit aufgefasst oder gefühlt, daher der große Widerstand, sich auf keinen Fall impfen zu lassen.

Befund, Besprechung und akustische Inhalation

Nofras Finger sind alle kalt, die Handflächen hingegen etwas wärmer.
Schon nach der ersten Besprechung, als wir ständig über Silicea D 1000 sprachen und sie erzählte, dass sie schon seit Wochen darüber nachdenkt, Silicea einzunehmen, kam es zu einer akustischen Inhalation!

Als wir noch testeten, wurden ihre Finger bereits spürbar wärmer, waren von kalt zu kühl übergegangen, später zu „warm". Das alles passierte, während wir noch die Mittel am ausgestreckten Arm austesteten. Diese Wärme kam vom Bauch und erstreckte sich über den ganzen Körper. Dieser Vorgang dauerte ca. 10 Minuten.

Bilder im Alphazustand

Im Alphazustand sah ich diese Sklerose in Form einer Spinne, die ihr Netz vor der Patientin auf beide Hände und Füße erstreckte. Mit dieser Spinne konnte ich nun verhandeln. Sie wusste, dass sie am falschen Fleck stand und dass sie sich in einer Sackgasse der Entwicklung befand. Sie freute sich, dass ich ihr Arsen, Stramonium, Hyoscyamus und Psycho Komplex Z geben konnte. Somit „packte sie ihre Koffer" und konnte in die hier aufgestellte Stramonium Licht enthaltende Säule gehen und im Aufzug in die nächste Dimension fahren.

Dieses Phänomen hatten wir beim kinesiologischen Test bei dem Stichwort „negative Felder" gefunden. Als Therapie für Nofra fand ich den Schutz Komplex Z und das Schattenjägertum D 30.

Als Simile für die kalten Finger fand ich Silicea D 1000 und Cuprum metallicum D 1000. Als drittes Mittel kam Tuberculinum KOCH alt D 200. Hierzu erzählte Nofra, dass ihr Großvater mütterlicherseits an Tuberkulose gestorben sei! Das bestätigte die Mittelwahl.
Für die schweren Kränkungen durch die Schläge kam noch Ignatia D unendlich und die Rechtsdrehung D 1000.

Für eine Nahrungsmittelunverträglichkeit fand ich den Allergie Komplex Z, den Immun Komplex Z und den Leber Komplex Z.

Ein weiteres Beispiel für eine akustische Inhalation

Schilddrüsen Unterfunktion, akustische Inhalation

Anamnese vom 10. 06. 2019

Seit ihrem Umzug im Juli 2018 von Jülich nach Plattenbach fühlt sich Theresia „innerlich unausgeglichen", später wurde eine Schilddrüsen Unterfunktion diagnostiziert, aber sie lehnte die Medikation mit 25 µg L – Thyroxin pro Tag ab. Sie kommt jetzt, um die Ursachen der Schilddrüsenunterfunktion zu erörtern und zu orten.

Der Umzug ist wohl an der Schilddrüsenunterfunktion schuld.

Befund:
Puls = 62 / Minute, Finger kühl.

Symptome

Theresia klagt über Unsicherheitsgefühl, Erschöpfung, Unzufriedenheit, sie hat ihren Job als Klangschalen Therapeutin verloren und ist sehr kälteempfindlich.

Wir übersetzen diese Geschichte in Gefühle.

Heimatlosigkeit = Dumortierit, D 30,
Entwurzelung = Wurzelchakra D 30,

Verlust der Arbeit = Trauer und Verlust =
Natrium chloratum D 100 Mio.,

Rubin D 1000,
kleiner Bär sc D unendlich,
Kränkung und Demütigung wegen Berufsverlust =
Ignatia D 100 Mio.,
Staphisagria D 100 Mio.

Zu diesem Punkt bemerke ich, dann müsste ja auch ihre rechte Schulter weh tun!

Und sie, Beate, erstaunt: „Ja, tatsächlich ich habe auch Schulterschmerzen rechts!" Hierfür finde ich den Schulter Komplex Z, in dem sich auch Calcium silicatum befindet.
Im Alphazustand erkenne ich, dass sie noch Aura Komplex Z und Schutz Komplex Z benötigt, damit die Aura ausreichend aufgebaut werden kann.

Die hospitierende Clara sieht einen dicken Hals, der wie eine Kugel imponiert.

Hierfür erhält sie noch
Schilddrüse D 30 und
Helleborus D 30.

Die akustische Inhalation

Nach der Anamnese hat sie schon ganz warme Hände, der Puls ist von 62 auf 72 / Minute gestiegen! Sie hat eine akustische Inhalation durchgemacht mit der Heilung der Symptome. Der Arm kam entsprechend stark, sodass wir nur über die Vergangenheit die Schilddrüse austesten konnten.

Nach dem Stirnstrich entwickelte sich ein wohliges ruhiges Gefühl im Bauch.

Danach gehen wir einen Schritt weiter und fragen, welchen Beruf sie am liebsten ausüben würde. Sie lässt ihren Bauch antworten: die Klangschale und Entspannung haben sich ausgelebt, jetzt kommt was Neues. Den Menschen helfen, zu ihrem eigenen Ich zu finden!
Ich-finde-Kurse. Nach fast zwei Stunden verabschieden wir uns, die Wangen sind jetzt rosig geworden und sie fährt zufrieden nachhause.

Überlegungen zum Fall

Hier ging es darum, die Erzählung ihres Lebens den zugehörigen Gefühlen zuzuordnen, die dabei erlebt wurden. Danach wurden Gefühlsmittel gesucht, gefunden und appliziert.

Ein weiteres Beispiel für eine akustische Inhalation

Anamnese vom 11.04.2022

Nach der letzten Corona Impfung gab es erstmals im Leben der 69 Jahre alten Tierärztin Behringa Herzrhythmusstörungen mit Luftnot und Schweregefühl in allen Gliedern. Zusätzlich hatte sie schon vorher schwere Rückenschmerzen gehabt, oft bei Skala 8 bis 10, konnte dann nur mit aufgestützten Händen aufstehen und stand dann vornübergebeugt, da sie sich wegen der Schmerzen nicht gerade aufrichten konnte.

Zunächst testete ich die Ursachen für alle Schmerzen.
Hierbei fand ich diese Mittel:

Hormon Komplex Z für die mitgenommenen Hormone,
Schutz Komplex Z,
Schattenjägertum D 30 und
Schwarzmagiertum D 100 Mio. für eine Besetzung,
Opium C 1000 für die Schlafstörungen,
Bryonia D 100.000 für den Herzdruck,
Rechtsdrehung D 1000 und
Wechseldrehung für die Therapieresistenz,
Lymph Komplex Z für die Stauungsphänomene.
AVK Komplex Z und
optimaler Sauerstofftransport D 30 für die offenen Beine,
Rhus tox. D 100 Mio. für die Rückenschmerzen, und
Kardio Komplex Z,
Sinusrhythmus D 30 und
Sinusknoten D 30 für die absolute Arrhythmie, die sich mit dem Sinusrhythmus abwechselte.

Die Bestimmung der Beschwerden auf einer Skala

Um die Wirkung der Therapie bestimmen zu können, fragte ich vor der Therapie nach der Intensität der Rückenschmerzen. Diese befanden sich heute bei Skala = 8, aber oft auch bei Skala = 10.

Die Entwicklung der Beschwerden

Nach dem kinesiologischen Test, aber noch vor dem Stirnstrich fragte ich die Intensitäten von Rückenschmerzen und Haltung noch einmal ab. Die Rückenschmerzen waren von Skala = 8 auf Skala = 4 zurückgegangen, die Haltung war plötzlich aufrecht, das Aufstehen ging fast ohne Aufstützen, und die Tochter bemerkte als zweite Beobachterin, dass alles jetzt sehr viel leichter aussähe als vor der Therapie. Behringa selbst sprach das so aus: „Alle Schmerzen sind mindestens um die Hälfte besser geworden".

Die akustische Inhalation

Bei Schmerzen, die mehrere Jahre bestanden, war es besonders eindrucksvoll zu sehen, wie die Schmerzen zurückgingen und die Haltung plötzlich aufrecht und gerade war.

Noch bevor ich mit dem Stirnstrich starten konnte, war also durch die akustische Inhalation bereits eine Schmerzminderung im Rücken aufgetreten. Danach erst konnte ich den Stirnstrich applizieren, der dann keine wesentliche weitere Besserung mehr erbrachte.

Die Bestimmung der Beschwerden auf einer Skaleneinheit

Eine Technik, die in der Psychologie und Psychotherapie vermutlich häufiger angewendet wird als in der konventionellen Medizin besteht darin, einen mit bildgebenden Verfahren oder Laborwerte nicht zu bestimmenden Leidensdruck oder eine Schmerzintensität zu erfassen. Hierbei wird dem Patienten eine virtuelle Skala gegeben, die von 0 bis 10 reicht. 0 = keine Schmerzen, 1 bis 3 leichte, 4 bis 6 mittlere, 7 bis 9 schwere, und 10 schwerste Schmerzen, Beschwerden, Trauer oder Leidensdruck.

Egal, ob der Patient diese Skala eher hoch oder niedrig einstuft, es kommt hier auf das Vorher und das Nachher an. Wenn man im energetischen Bereich arbeitet, und mit Hilfe des Stirnstriches von außen gesehen „fast nichts" macht, ist es besonders wichtig, für den Patienten und den Therapeuten die Intensität der Beschwerden – häufig auch Knieschmerzen linksseitig, als Beispiel, auf einer Skala festzuhalten.

Erst, wenn man nach der Therapie dann sieht, dass eine Skala von 5 auf 0 zurück gegangen ist, wird für den Patienten gut spürbar, dass etwas passiert ist. Auch für den Therapeuten ist es wichtig zu sehen, was durch reine Applikation von Energie passiert, um nicht später der Illusion zu erliegen – vermutlich ist nichts passiert.

Vor der Ära dieser genauen Bestimmung der Beschwerden erhielt ich nach einer Therapie mit homöopathischen Mitteln oder auch dem Stirnstrich oft die Information auf die Frage – wie geht es Ihnen jetzt? – Besser.

Das konnte alles oder nichts bedeuten – eine Höflichkeitsfloskel, wenn alles gleich geblieben ist oder eine tatsächliche Besserung. Bei einer richtigen Besserung blieb noch die Frage offen – wie viel? Ein bisschen, erheblich, oder alle Beschwerden weg? Wenn der Patient vorher seine Schmerzen nicht in eine Skala bringt und sich damit die Intensität der Beschwerden bewusst macht, kann er den Unterschied zwischen Vorher und Nachher kaum bestimmen, weil ihm der Vergleich fehlt. Zusätzlich frage ich dann noch: „Würden Sie denn einen Unterschied spüren, wenn die Schmerzen weg wären?" - „Ja, auf jeden Fall". Diese Zusatzfrage war oft nötig, weil ein Patient nach einer Therapie mit Ergebnis Schmerzlosigkeit oft selbst nicht glauben kann, was er spürt, nämlich nichts, und dann schlagen seine hinderlichen Glaubenssätze durch: „Das kann ja gar nicht sein" - und so kann ein Patient oft nach einer Therapie nicht sagen: „Es tut mir nichts mehr weh" - weil er es selbst nicht glauben kann. Daher die Frage, ob er sich einen Unterschied vorstellen könnte und diesen auch benennen könnte.

Und dann könnte es zu diesem virtuellen Dialog kommen:

Nach dem Stirnstrich: Wie geht es Ihnen jetzt? Gut. Haben Sie noch Schmerzen? Nein. Hatten Sie denn vorher Schmerzen? Das weiß ich doch nicht. - Warum sind Sie dann zu mir gekommen? Das ist mir auch völlig schleierhaft. Oder der Patient sagt: „Ich spüre nichts". Das kann bedeuten, dass er nichts mehr spürt und beschwerdefrei geworden ist, oder er spürt keinen Unterschied zu vorher und die Schmerzen sind gleich geblieben. Bei dieser Antwort muss man nachfragen, was er genau damit meint, „nichts zu spüren".

Also, eine Diskussion im Nachhinein ohne vorherige Bestimmung auf einer Skala verlief oft frustran, wenn auch nicht so extrem wie in dem oben angedeuteten Beispiel.
Auch wenn wir hier kein Alleinstellungsmerkmal sehen, ist es doch ein Bestandteil der genauen Beobachtung und der Patientenführung, hier ein Vorher und ein Nachher genau zu bestimmen. Das erst gibt uns die Berechtigung zur Feststellung von Phänomenen wie dem Sekundenphänomen nach Zeeden und der akustischen Inhalation.

Ein neues Therapieprinzip – die Surrogattherapie

Bisher besteht in der gesamten Medizin die unausgesprochene und auch nie angezweifelte Selbstverständlichkeit, dass der Patient, der behandelt und geheilt werden soll auch das Mittel einnehmen muss, das die Heilung bei ihm bewirken soll.

Als eine ähnliche Selbstverständlichkeit nehmen wir an, dass ein Patient, der zu viel Alkohol trinkt, eine Leberzirrhose bekommt, und nicht etwa seine Frau oder sein Hund.

Tatsächlich kamen mir die ersten Zweifel an diesen „Selbstverständlichkeiten", als ich von einem Angehörigen des Personals der Rheumaklinik in Bad Bramstedt die Geschichte hörte, dass ein Mann viel trank, und seine völlig abstinente Frau eine Leberzirrhose entwickelte.

Zusätzlich hörte ich viele Geschichten, dass Haustiere, vor allem Hunde, den Herrchen und Frauchen Krankheiten abnehmen können. Hier gab es also Ausnahmen von den Regeln, die wir als selbstverständlich angenommen hatten.

Letztlich handelt es sich hier um die Übernahme einer Krankheit von einem Wesen auf das nächste. Aber es ist hier keinesfalls die Rede davon, dass wenn die Frau die Leberzirrhose entwickelt, die Therapie über den trinkenden Ehemann laufen kann.

Über Krankheitsübernahmen gibt es also relativ viele und gut dokumentierte Berichte, von Therapieübernahme hatte ich bisher nichts gelesen.

Wie aber kann ein Mensch eine Therapie einnehmen, und ein anderer Mensch erfährt davon eine Heilung? Das war für mich Neuland. Genau genommen entsprang dieses „neue Konzept einer Therapie" über einen anderen Menschen, und nicht über den Patienten selbst, also über ein Surrogat, eine stellvertretende Person, also eine Surrogat – Therapie dem verzweifelten Versuch, eine auseinandergebrochene Freundschaft wieder zusammenzuführen, zu kitten, eben wieder mit neuen Emotionen zu erfüllen.

Zwei Freundinnen an einem Arbeitsplatz, die sich auseinandergelebt hatten und sich nun gegenseitig das Leben schwer machten, waren mein erstes Versuchsfeld. Eine der beiden, die Chefin, drangsalierte die andere, die im Angestelltenverhältnis stand. Es lag ein Mobbing vor, wie es vielerorts vorkommen mag. Die Macht der höheren Position und die Abhängigkeit in der geringeren Position stellten das Klima her, in dem Machtspielchen möglich waren, die nicht abgestraft werden konnten.

In einer Beziehungssituation, egal, ob in der Familie oder am Arbeitsplatz, ist es anscheinend egal, welcher Person man das Mittel gibt, um die Beziehung wieder zu verbessern. Das Mittel wirkt letztlich auf beide Parteien.

In dieser Situation gab ich der gemobbten Person das Mittel für die mobbende Person, Lachesis D 300.000, das Mittel für die Lust an der Macht, Mobbing, Drangsalieren. Der Erfolg war frappierend. Wenige Tage später bekam ich den Anruf, dass die alte Freundschaft wieder hergestellt war und beide Frauen sich wieder gut vertrugen.

Dieses neue Prinzip der Surrogattherapie wendete ich nun auch bei Christina an, der ich das Mittel Lachesis D 300.000 für ihre ehemalige Chefin gab.

Ein Beispiel für eine Surrogattherapie

Anamnese vom 18.10.2022

Christina kommt am 18.10.2022 zur Behandlung.

Die rechte Schulter

Die rechte Schulter schmerzt seit einer Überbelastung erheblich. Sie hatte beim Anlassen eines Rasenmähers die Schulter belastet, und einen Tag später setzten die heftigen Schmerzen in der rechten Schulter ein, beim Schürzengriff auf der Skala = 6. Medizinisch wurde schon alles abgeklärt, es gibt keinen pathologischen Befund. Angeblich ein Impingement Syndrom.

Unter Impingement versteht man einen Engpass für eine der Sehnen, die durch das Schulterdach ziehen. Meistens entwickeln sich die Schmerzen so: Erst leichte Schmerzen in der Schulter, dann dauerhafte Beschwerden und irgendwann auch nachts Schmerzen beim Umdrehen im Bett. Arme heben oder Überkopfbewegungen sind sehr schmerzhaft.

Die psychosomatische Schulter

Die rechte Schulter steht für den Arbeitsplatz, die linke Schulter für die emotionale Seite des Lebens. Ich fragte, ob es Schwierigkeiten am Arbeitsplatz gebe? Ja, in der Tat, hier gibt es scheinbar unlösbare Probleme. Von 1998 bis 2015 war sie Angestellte in einer krankengymnastischen Praxis. 2015 konnte sie die Praxis mieten und sich somit selbständig machen. Leider konnte sich die Ex-Chefin nicht davon lösen, Christina weiterhin Vorschriften zu machen, sich in ihren Betrieb einzumischen und sie dazu zu zwingen, das zu tun, was die Ex-Chefin für richtig hielt. So entstand ein ungesundes Klima von Übergriffigkeit.

Von Christina wurde Dankbarkeit eingefordert, dass sie die Praxis überhaupt mieten durfte. Dieser Konflikt schwelte jeden Tag unbewusst weiter, ohne dass eine Lösung in Sicht wäre. Ein klassisches Beispiel dafür, dass die rechte Schulter „auf den Plan tritt" und sich meldet, um eine Konfliktlösung einzufordern.

Obwohl schon viele Versuche unternommen worden waren, diesen Konflikt zu entschärfen oder zu lösen, war dies bisher nicht gelungen.

Entschärfung von Konflikten

Bisher hatte es sich immer bewährt, sich zu solchen Vorgeschichten die dazu gehörigen Emotionen bewusst zu machen und diese Emotionen homöopathisch aufzulösen.
So versuchten wir das auch bei Christina und der Ex-Chefin, Quintilia. Für die Lust an den Machtspielchen und für die Übergriffigkeit fand ich das Mittel Lachesis D 300.000, für die Konstellation in der „Firma", die eine ähnliche emotionale Struktur hat wie eine Familie, fand ich die Familienaufstellung D 1000, und für die Kränkung und Enttäuschung der Ex-Chefin, dass ihr nicht gedankt wurde, fand ich Ignatia D unendlich.

Da nicht damit zu rechnen ist, dass die Ex-Chefin von Christina homöopathische Mittel annimmt, kann Christina diese Mittel für ihre ehemalige Freundin einnehmen.

Wirkung nach der Therapie

Nach Einstreichen der oben genannten Mittel kam es zu einer tiefen Entspannung. Dabei „unterhielten" sich die beiden Körperhälften miteinander und konnten sich auf eine sehr schöne Einheitlichkeit „verständigen". Ein wohliges Gefühl der Ganzheit durchströmte Christina.

Nachtest der rechten Schulter

Nach dieser Therapie, die auch die rechte Schulter entlasten sollte – physisch mit Schulter Komplex Z und Cuprum metallicum D 1000 für eine gute Muskelentspannung und somit für eine bessere Durchblutung und für eine stärker ausfallende Wärme – als auch psychisch mit Entlastung und Lösung eines schwelenden Konfliktes – kam es zu einer deutlichen Schmerzminderung in der rechten Schulter – der Schürzengriff war jetzt noch schmerzhaft auf der Skala = 2, während er vorher mit Skala = 6 angegeben wurde.

Überlegungen zum Fall (01)

Bei einer einseitigen Schulteraffektion lohnt es sich immer, nach dem Arbeitsplatz oder nach der Familie zu fragen. Hier kam ein lange schwelender Konflikt zum Vorschein, der schon multipel angegangen worden war, aber ohne Aussicht auf eine Lösung. Unter der Gefühlsbereinigung durch homöopathische Mittel besteht die Möglichkeit, dass es bei den Konfliktparteien zum Umschwung kommt und die alten Freundschaften, die schon seit Jahrzehnten bestanden hatten, wieder an Kraft gewinnen.

Verlauf vom 31.01.2023

Zur vorherigen Sitzung vom 18.10.2022 berichtet die 52 Jahre alte Christina sehr gute Entwicklungen.

Die rechte Schulter

Im Oktober gab es noch eine schmerzhafte Bewegungseinschränkung der rechten Schulter vor der Therapie auf Skala = 6, nach der Therapie auf der Skala = 2. Unter dem Einfluss des Mittels Schulter Komplex Z kam es hier zu mehreren Wochen heftiger Schmerzen, die sich danach aufgelöst haben. Heute präsentiert sich die rechte Schulter schmerzfrei.

Die Konflikte in der Praxis

Christina hatte die physiotherapeutische Praxis von ihrer ehemaligen Chefin zur Miete übernommen, um so ihre Selbständigkeit zu etablieren. Die Chefin, also die Besitzerin und Verpächterin der Praxis, mischte sich aber immer wieder ein, sodass es zu einem konfliktbeladenen Verhältnis kam. Dieses war ein Thema der letzten Sitzung.

Wir fanden als Ursache der Reibereien Eifersucht und Kränkung. Entsprechend hatte ich Christina diese drei Mittel für ihre Chefin gegeben:
Lachesis D 300.000, Familienaufstellung D 1000 und Ignatia D unendlich.

Die Mittel hatten ein kleines Wunder bewirkt. Das Verhältnis zur ehemaligen Chefin wurde jetzt doch sehr gut, es wurde wieder gegrüßt, und es kam zu einer Rückzahlung, alles Gegebenheiten, die vor Oktober 2022 nur schwer vorstellbar waren. Insgesamt ein sehr erfreulicher Verlauf. Da wir nicht sicher sein konnten, dass es eines Tages zu einem Rezidiv, einem Rückfall in alte feindliche Verhaltensmuster geben könnte, beschlossen wir, die begonnene Therapie für das gegenseitige gute Verhältnis weiter zu führen.

Überlegungen zum Fall (02)

Der Anlass für die Schulterbeschwerden war eine Überbelastung. Unter „normalen" Umständen, ohne das Konfliktpotenzial im Hintergrund, wären diese Beschwerden rasch wieder abgeklungen. Jetzt, da der Konflikt im Hintergrund noch schwelte, wurden die Beschwerden immer unerträglicher, ohne dass es eine schlüssige orthopädische Erklärung hierfür gab. Die orthopädische Vermutung, es könnte sich um ein Impingement Syndrom handeln, erscheint im Nachhinein eher unwahrscheinlich, da das ganze Geschehen in erster Linie von dem schwelenden Konflikt getragen wurde, und nicht von einer anatomischen Besonderheit, dem Impingement Syndrom.

Die rechte Schulter hatte ja angezeigt, dass es am Arbeitsplatz Probleme gab. Hier konnte das frühere gute Verhältnis, das sich nach der Praxisübernahme verschlechtert hatte, durch eine Harmonisierung der Gefühle bei der ehemaligen Chefin wesentlich gebessert werden. Die alte Freundschaft zwischen den beiden ursprünglichen Freundinnen konnte am Arbeitsplatz wieder hergestellt hatte. Dies führte dann konsequenterweise zur Auflösung der Schulterschmerzen rechts, da es jetzt nichts mehr zum „Anzeigen" gab.

Ein weiteres Beispiel für eine Surrogattherapie

Das Mittel „netter Chef D 30" rettet den Praktikumsplatz

Manuela berichtet mir im Mai 2023 am Telefon, dass es ihr gut gehe. Ich fragte nach ihrer Ausbildung als Heilpraktikerin oder Ärztin im Sinne der Tiermedizin.

Für die Ausbildung als Tierärztin hat sie jetzt eine Praktikumsstelle gefunden. Der Tierarzt, der die Praxis führt, hatte kurz vor ihrem Eintritt in die Praxis das Rauchen aufgegeben und war anscheinend, von der Stimmung her gesehen, noch sehr in einem Dauerentzug, sodass ihm jeden Tag eine Laus über die Leber lief. Vielleicht gab es auch Ressentiments gegen Manuela oder ihre Mutter, jedenfalls wurde ihr das Leben dort zur Hölle gemacht. Wenn sie etwas versuchte, war es falsch, wenn sie nichts versuchte, war es falsch, wenn sie fragte, war es falsch, wenn sie nicht fragte, war es auch falsch. Das Leben machte dort keine Freude, sodass sie sich ernsthaft Gedanken über einen Abbruch machte.

In dieser fatalen Situation hatte mich ihre Mutter angerufen und mir ihr Leid geklagt.

Ich dachte, für den Raucherentzug brauchen wir Tabacum D 200, und für die Beziehung zu dem schlecht gelaunten Chef brauchen wir „netter Chef D 30". Sonja, die meine Methode zu schätzen gelernt hatte, übernahm den Impuls, gab ihn an ihre Tochter Manuela weiter, und jedes Mal, wenn Manuela zur Arbeit fuhr, strich sie sich Tabacum D 200 und freundlicher Chef D 30 ein. Nett, freundlich, zugänglich, jeden Tag eine andere positiv getönte Formulierung.

Zusätzlich hatte sie noch zwei Steine verwendet.

Der Erfolg war durchschlagend, schon am ersten Tag, als sie den Stirnstrich ausgeführt hatte, war der Chef „wie verwandelt" und konnte jetzt „normal" mit ihr umgehen. Das hatte dann dazu geführt, dass sie dort weiterhin das Praktikum durchhalten kann, während sie sonst ja einen Abbruch in Erwägung gezogen hatte.

Also, es sieht so aus, als ob „netter Chef D 30" ihre Praktikumsstelle gerettet hätte.

Wer hätte das gedacht, dass **das neue Prinzip der Surrogattherapie** und die Homöo – Kinesiologie mit potenzierten Gefühlen (netter Chef ist ein Gefühl) solche weitreichenden Ergebnisse hervorbringen kann? Von solchen Überlegungen ist die klassische Homöopathie noch weit entfernt. Aber hoffentlich nicht mehr lange.

Rechte Seite – linke Seite, die Rolle der Seitendominanz

Auf der einen Seite spielt die Händigkeit immer einmal wieder eine Rolle, zum Beispiel bei Gleichgewichtsstörungen, und auf der anderen Seite fragte ich mich immer wieder, warum eine Pyelonephritis oder ein Nierenstein auf der linken und nicht auf der rechten Seite stattfindet, obwohl ja der Zugang zu den Nieren über die Blase rechts und links genau der gleiche ist. Warum also wählen Bakterien den einen Weg, und vermeiden den anderen Weg, könnte man sich fragen.

Bei mir ist die Seite nicht nur bei der Schulter wichtig, wie in vorherigen Beispielen offensichtlich wird, sondern auch bei den Nieren. Anscheinend wohnt in der rechten Niere der Vater, in der linken Niere die Mutter. Diese Personen sind nicht wörtlich zu nehmen, sondern sie stehen für verschiedene Welten mit ihren entsprechenden Gefühlen und ihren Beziehungen.
Die linke Niere, die Welt der Mutter, repräsentiert so mehr die Gefühle im persönlichen Bereich, in der Familie, den Kindern, dem Partner, den Eltern, während die rechte Seite mehr den Gefühlen der Arbeitswelt zuzuordnen ist. Bei Störungen der linken Niere frage ich also nach dem Verhältnis zur Mutter, bei der rechten Niere nach dem Verhältnis zum Vater.
Falls es zu einem jahrelangen Stillstand eines Kontaktes zu den Eltern oder Kindern gekommen ist und die Niere mit schwachem Arm reagiert, kann man den Zusammenhang kinesiologisch leicht herstellen.

Kontakt zur Mutter: Arm schwach, linke Niere: Arm schwach, Kontakt zur Mutter testet gegen die linke Niere – Arm stark. Das wäre die Situation, die einen Zusammenhang zwischen der Schwäche der linken Niere und dem Abbruch des Kontaktes zur Mutter nahe legt.

Auch wenn die Patientin mich nicht aufsucht, um den Kontakt zu einem konfliktbeladenen Familienmitglied wieder herzustellen, kann das unter der Therapie der linken Niere mit Nieren Komplex Z zum Beispiel ein Wiederaufleben des Kontaktes bewirken, ohne dass hier psychotherapeutisch eingegriffen werden muss.

Auch hierfür gibt es Beispiele, wo eine Patientin bei einem Folgekonsil mitteilt, dass sie wieder mit ihrer Mutter spricht. Diese Art der Beispiele sind zu wenig spektakulär, um sie hier als Fall vorzustellen.

Letztlich lohnt es sich also bei jeder Krankheit, sich zu fragen – warum gerade dieses Organ, warum gerade jetzt, und warum gerade diese Seite?

Die Enttraumatisierung nach Shapiro mit Augenbewegungen

Im Jahre 2000 hatte ich Vorträge gehört, die sich unter anderem mit dem Thema Enttraumatisierung beschäftigten. Die US-Amerikanerin Francine Shapiro hatte zwei Aufsehen erregende Bücher geschrieben, in denen sie ihre neue gefundene Methode vorstellt – EMDR – eye movement desensitization and reprocessing – meine Übersetzung: durch Augenbewegungen Wiederherstellung der Gesundheit.

Diese Methode übernahm ich auch in meinen therapeutischen Bereich, da ich viele Patient*innen mit Traumata gesehen hatte. Man lässt sich das Trauma beschreiben, während die Patient*in waagrechte Augenbewegungen macht, bis das Trauma optisch und gefühlsmäßig verschwindet und hat am Ende der Sitzung das Trauma oder die Traumata gelöscht.

Da diese Sitzungen oft sehr belastend sind, weil die Traumata oft mit Lebensgefahr, Schamgefühl und Todesängsten verbunden sind, kommt es häufig zu aufsteigenden Emotionen und körperlichen Sensationen wie Herzklopfen, Herzdruck, Angst im Magen, Zugeschnürtheit des Halses, Kopfschmerzen, Trauer, Tränen und Atemstörungen.

Wenn ich also nach einer Minute der Augenbewegungen eine Pause mache, frage ich, was der Patient sieht und was er spürt. Oft kann er mir ein Bild geben, oft kann er mir eine körperliche Sensation geben. Oder ich frage: „Wo spüren Sie die Trauer genau?" Falls der Patient die Trauer als Druck auf dem Herzen spürt, gebe ich dann einen Stirnstrich mit einem Mittel, das den Druck vom Herzen rasch wieder auflösen kann, sodass die Sitzung weiter gehen kann.

In diesem Fall würde ich Cactus D 30 wählen, oder den KHK Komplex Z, in dem Cactus D 30 enthalten ist. Cactus grandifloris wirkt auf das körperliche und das psychische Herz.

Kann ich so Stufe für Stufe die körperlichen und seelischen Bewegungen auflösen, steht am Ende die Auflösung des Traumas. Bei mehreren Traumata meldet sich oft nach Auflösung des ersten gleich das zweite Trauma hinterher. Das wird dann in der gleichen Form aufgelöst. Anschließend gibt es häufig ein unkontrolliertes Lachen, bei dem die letzten traumatischen Reste „weggelacht" werden.

Die homöopathische Enttraumatisierung

Während ich zu Beginn meiner Enttraumatisierungen in erster Linie die waagrechten Augenbewegungen genutzt habe, um Traumata aufzulösen, konnte ich die Augenbewegungen später nach und nach immer besser durch passende homöopathische Mittel ersetzen, sodass die Augenbewegungen heute nur noch in wenigen Fällen erforderlich sind. Die Enttraumatisierung geschieht also meistens durch homöopathische Mittel, und nicht mehr durch Augenbewegungen. Hier kann ich also von einer „homöopathischen Enttraumatisierung" sprechen, deren Ergebnisse denen mit Augenbewegungen in nichts nachstehen.

Die erhöhte Augenposition

Jetzt kommt noch eine Besonderheit, die ich in den Büchern über EMDR nicht gelesen habe und eine Beobachtung, die in der psychotherapeutischen Literatur anscheinend nur in Form von Fußnoten erscheint.

Einerseits kann man vor der EMDR oft sehen, dass es eine erhöhte Augenposition gibt, das heißt, die Iris steht nicht in der Mitte des Auges und wird vom Oberlid und Unterlid teilweise verdeckt, sondern hat eine erhöhte Position, sodass der untere Teil der Iris gar nicht mehr von dem Unterlid überdeckt wird, sondern sodass hier das „Weiße" im Auge, die Sklera sichtbar wird. Ich habe dieses Phänomen „Augenposition" genannt, gemeint ist aber „erhöhte Augenposition mit sichtbarer Sklera unterhalb der Iris".

Obwohl dieses Phänomen bei EMDR Therapeuten oft gesehen werden müsste, ist darüber kaum etwas in Erfahrung zu bringen. Will man entscheiden, ob diese Form der Veränderung der Augenposition durch ein Trauma entstanden ist, kann man „Augenposition" kinesiologisch abfragen. In 99% der Fälle bekomme ich hier einen schwachen Arm, als Zeichen, dass die Augenposition eine pathologische Bedeutung hat. Danach teste ich „Traumata in der Vergangenheit". Bekomme ich auch hier einen schwachen Arm, sehe ich, dass Traumata eine Rolle spielen. Jetzt kommt der Test für die Zusammengehörigkeit: „Augenposition testet gegen Traumata in der Vergangenheit" - wird der Arm stark, ist ein Zusammenhang anzunehmen. Bei ca. 200 EMDR Sitzungen habe ich nur zwei Patienten gefunden, bei denen die erhöhte Augenposition keine pathologische Bedeutung hatte. Das wäre bei mir also in 1% von allen Fällen.

Was passiert nach der EMDR? Die Augenposition normalisiert sich in ca. 30% aller Fälle wieder, sodass die Iris wieder genau in der Mitte steht und die Sklera unterhalb der Iris nicht mehr zu sehen ist. Da dies doch relativ häufig passiert, habe ich mir angewöhnt, vorher und nachher ein Foto von der Iris zu machen, um auch dem Patienten zu zeigen, was während der Sitzung passiert ist.

Augenposition kann man selbst im Spiegel nicht sehen, weil man dann den Blick auf die Iris fixiert, während der Gesprächspartner in einem „gewöhnlichen Gespräch" die Sklera immer wieder zu sehen bekommt.

Man würde also eine erhöhte Augenposition als Traumazeichen ansehen, und tatsächlich hat sich das bei mir in 99 von 100 Fällen auch so bestätigt.

Die Traumaerzählung vorher und nachher

Tatsächlich gibt es noch ein zweites wichtiges Kriterium, das in der Homöo - Kinesiologie Standard ist, aber in den Büchern der EMDR nicht zu finden ist, somit vielleicht als Alleinstellungsmerkmal für die Homöo - Kinesiologie gelten kann. Nach erfolgter Enttraumatisierung lasse ich den Patienten oft noch einmal seine Trauma Geschichte erzählen. In Kursen wird dann auch bemerkt, ebenso wie in meiner Praxis, dass die Erzählung das erste Mal leidvoll, gequält, voller Angst und Hemmungen erfolgt, häufig auch unter Tränen, während bei der zweiten Erzählung die Wirkung entsteht, dass der Patient einen großen Abstand gewonnen hat. Wenn ich den Patienten dann selbst frage, wie er sich bei seiner zweiten Erzählung gefühlt hat, sagt er zum Beispiel: „Als ob es mich gar nichts mehr angehen würde, als ob ich aus einem Buch vorlesen würde". Und falls man ihn bittet, die traumatischen Bilder zurück zu erinnern, könnte er sagen: „Als ob ich in einem fremden Fotoalbum blättern würde". Tatsächlich kann der Patient nach erfolgter EMDR oft die schlimmen Bilder, die früher von selbst in seine Gegenwart eingebrochen sind (flash back), nur noch mit Mühe aufrufen.

Nach einer blitzschnellen EMDR nach Shapiro in einem meiner ersten Kurse sagte ein Kollege nach 30 Sekunden, indem er anfing, schallend zu lachen: „Das kann ja gar nicht wahr sein, ich habe mein Trauma in Sekunden verloren. Eine so schnelle Therapie müsste eigentlich verboten sein, das ist ja glatte Zauberei". Er hatte ein Gefühlsproblem mit seiner Frau gehabt, das sich blitzschnell aufgelöst hatte.

Für die meisten EMDR Sitzungen benötige ich 20 bis 40 Minuten, sodass eine Blitzenttraumatisierung wie bei diesem genannten Kollegen die Ausnahme geblieben ist.

Augenposition bei der Erzählung eines Trauma

Schließlich gibt es noch eine dritte Besonderheit, die bisher nirgendwo gefunden werden konnte. Die Augenposition während einer Erzählung von einem Trauma.
Ein von mir geschätzter Kollege berichtete über seinen ersten Nachtdienst in der Psychiatrie. Wie alle Kollegen, hatte auch dieser junge Assistenzarzt Angst vor dem ersten Dienst, bei dem die Verantwortung für alle schwierigen Fälle, die ihm von den Pflegern und Schwestern vorgetragen würden, die alleinige Verantwortung hatte. Natürlich gab es einen Oberarzt im Hintergrund, den man aber nur fragen würde, wenn es kritisch wurde.

Diese Situation ist vermutlich allen ärztlichen Kollegen bekannt, die im Nachtdienst arbeiten. Die Angst war also prävalent.

Ein Patient konnte abends nicht in seinem Zimmer gefunden werden, sodass die Klinik nach ihm abgesucht wurde – sehr unangenehm, keiner wusste, was passiert sein konnte.
Da man ihn nicht fand, wurde das Zimmer durchsucht. Und genau in diesem ersten Nachtdienst wurde dann der Patient tot in seinem Schrank gefunden, offensichtlich hatte er unbemerkt Suizid begangen, und hatte sich so der Welt entzogen.

Diese gesamte Situation mit Unsicherheit und zuletzt einer Leiche im Schrank war schwer traumatisierend für diesen Kollegen gewesen, dessen Iris sich während dieser Erzählung immer wieder nach oben bewegt hatte, sodass er während dieser traumatischen Erzählung in die Augenposition kam.

Nach Beendigung dieser Erzählung trat wieder Entspannung ein, alles war gelöst, und die Iris hatte ihren alten Platz in der Mitte des Auges wieder gefunden.

Die Potenzierung von Gefühlen

Ein Quantensprung in der Homöo - Kinesiologie ist die Möglichkeit, Gefühle zu potenzieren. Da Gefühle keine substanziellen Aspekte aufweisen, kann man sie nicht wie ein Mineral, eine Pflanze oder ein Tierprodukt mit Alkohol aufbereiten und dann verdünnen und verschütteln. Nimmt man den Stirnstrich und das gesprochene Wort, wird das leicht möglich, und potenziert man die Mittel radionisch, kann man diese potenzierten Gefühle auf Globuli aufschwingen. Insofern sind also alle potenzierten Gefühle für alle Menschen verfügbar.

Meine persönliche Geschichte begann in Tansania. „Zahnschmerzen in Tansania" ist eine der 40 Anekdoten in dem Büchlein mit 40 Kurzgeschichten, die sich auf Homöopathie und Lebensweisheit beziehen. Letztlich kam ich in einer Notsituation auf die Idee, getriggert von meinem Sohn Tobias, der mich auf dieser Reise durch Tansania begleitete, dass ich mir Zahnschmerzen mit dem Mittel Zahnschmerz D 30 wegklopfen könnte. Damals hatte ich noch eine Klopftechnik nach Dr. Klinghardt in Gebrauch, die ich später, ca. 2005, durch den Stirnstrich ersetzte.

Nachdem ich sah, dass das gut funktionierte, konnten jetzt auch alle anderen Gefühle und abstrakte Begriffe wie „Einsteinformel D 30" oder „Relativitätstheorie D 30" potenziert werden.

Die Potenzierung von therapeutischen Systemen

Diese Entdeckung gab mir die Möglichkeit, auch therapeutische Systeme zu potenzieren und zu nutzen, so die Heilweise der Aborigines D 30 für Knochenbrüche, die dann unter dieser Therapie blitzschnell zusammenheilen, sinngemäß in einem Tag statt in 6 Wochen, oder ich habe den Rosenthaleffekt auf D 30 potenziert, um sich besser gegen die Erwartungshaltung von anderen wehren und abgrenzen zu können. So ließen sich dann auch Prozesse homöopathisch nachahmen, wie der Stich in einen Akupunkturpunkt. Hierfür nehme ich „alle Meridiane D 30", was den Akupunkturstich bis zu einem gewissen Grade ersetzen mag.

Mein erstes therapeutisches System, das ich potenziert habe, war die Narbenunterspritzung D 30. Da ich von 1982 bis 2010 neuraltherapeutisch tätig war, fehlte mir in der Materia medica noch ein spezifisches Mittel, das die neuraltherapeutische Unterspritzung, die therapeutische Anwendung der Lokalanästhetika nach Huneke nachahmen konnte. Erst mit der homöopathischen Nachahmung der Narbenunterspitzung konnte ich dieses Ziel realisieren. Narbenunterspritzung D 30 wurde zu einem unersetzlichen Mittel.

Die energetische Nachahmung der Familienaufstellung nach Hellinger war besonders wertvoll, da sich hierdurch erstmals die Möglichkeit auftat, chronische Darmentzündungen vollständig aufzulösen. Nach meinen Erfahrungen ist die Colitis ucerosa, der Morbus Crohn und die Diverticulitis keine Individualerkrankung, sondern eine Kollektiverkrankung, mit dem Hintergrund der Sippenhaftung. Sippenhaftung bedeutet, die Verantwortlichkeit einer Sippe (Familie) für eine Tat, die von einem ihrer Mitglieder begangen wurde.

Von Salim Alafenisch gibt es eine literarisch sehr gut aufgearbeitete Geschichte von Sippenhaft in dem Buch „Die Feuerprobe". Falls es sich hierbei also um eine Kollektivkrankheit handeln sollte, wäre auch verständlich, warum weder Medizin noch Psychotherapie Wege gefunden haben, Colitiden vollständig aufzulösen und in eine stabile Gesundheit zu überführen. Aufgrund dieser Überlegungen ist das Mittel Familienaufstellung D 1000 für die Therapie der Colitis unerlässlich. Die Idee einer Kollektiverkrankung ist der konventionellen Medizin fremd.

Auch eine Enttraumatisierung mit EMDR, also mit Augenbewegungen, lässt sich energetisch nachahmen mit EMDR D 1000.

Beim Thema Lymphdrainage hatte ich einmal erlebt, dass bei einer Frau mit angeborenem Lymphödem, die über viele Jahre zweimal pro Woche behandelt worden war, das Ödem am rechten und linken Oberarm innerhalb von 15 Minuten so weit zurückgegangen ist, dass der kurze Ärmel der Bluse nicht mehr spannte, sondern plötzlich ganz locker war. Solche Phänomene, auf die wir nicht vorbereitet sind, weil wir sie so nie gesehen haben, aber auch weil wir sie uns nicht vorstellen können, brechen dann hinderliche Glaubenssätze auf, wie: angeborene Lymphödeme sind nicht behandelbar und nicht heilbar (abgesehen von der immer wiederkehrenden Lymphdrainage, die aber an der Grundkrankheit nichts ändert). Es scheinen also energetische Effekte möglich zu sein, die unsere Vorstellung von der Pathologie von Lymphgefäßen und Lymphstau abändern könnten.

Für die Osteopathie gilt ja, dass sie in der Lage ist, verzogene Hirnhäute wieder zurecht zu ziehen. Diese Tätigkeit ist der Schulmedizin grundsätzlich fremd, weil wir in den minimalen Verziehungen der Hirnhäute noch keine Pathologie erkennen können oder auch nur zuordnen können.

Die Osteopathen haben mir die Augen für diese winzigen Änderungen der Spannung der Hirnhäute geöffnet. Da es bei allen schweren Unfällen und Prellungen zu Hirnhautverziehungen kommen kann, die für uns trotz bildgebender Verfahren unsichtbar bleiben, habe ich als auflösendes Mittel Hirnhautverziehung D 30 gefunden.
Da sich dieses Mittel bei Rückenschmerzen und Kopfschmerzen aller Art gut bewährt hat, ist es eines meiner Mittel geworden, mit denen ich ein therapeutische System nachgeahmt habe.

Wir fragen uns, was Geistheiler wohl tun, um die Gesundheit wieder herzustellen? Sie geben den Chakren wieder die richtige Richtung und stabilisieren somit die Aura. Diese beiden Tätigkeiten der Geistheiler habe ich mit den Mitteln Chakren Komplex Z und Aura Komplex Z nachgeahmt.

Weitere Systeme, die potenziert vorliegen

Für viele Störungen der Zahnheilkunde hilft der Kieferkomplex Z, anstelle von Zahnheilkunde D 30, für die Psychotherapie nehme ich den Psycho Komplex Z, der hilft, Kränkungen aufzulösen, Ängste zu reduzieren und mit dem Thema Trauer und Verlust besser umzugehen, anstelle von Psychotherapie D 30, und für die Therapieresistenz Rechtsdrehung D 1000 und Wechseldrehung D 1000.

Die Wirkung von Edelsteinen

2007 bemerkte ich bei einem Kurs in Reutlingen, dass es keine potenzierten Edelsteine gibt. Eine Kursteilnehmerin hatte einen riesigen schwarzen Turmalin mitgebracht, um zu testen, ob dieser in der Lage sei, Erdstrahlen abzuwehren. Wir staunten, ja, der Turmalin war geeignet, Strahlen abzuwehren, etwa so wie die Bleischürze des Radiologen die Röntgenstrahlen abfängt. Die spannende Frage war nun, ob der Turmalin in einer potenzierten Form das auch konnte? Wir testeten das bei mehreren Kursteilnehmern aus und kamen auf die Potenz D 100 Mio. Damit konnte der potenzierte Turmalin in die Ära der potenzierten Edelsteine eintreten mit der besonders wirksamen Eigenschaft, Strahlen abzufangen und das hormonelle Gleichgewicht bei Frauen zu stärken.

Die Potenzierung der Edelsteine

Diese Testung war der Startpunkt für weitere Testungen, da es ja naheliegend war, dass auch potenzierte Edelsteine wertvolle Wirkungen entfalten konnten.
Und so kamen eine Reihe von Edelsteinen mit verschiedenen Potenzen und verschiedenen heilenden Eigenschaften in den Schatz meiner potenzierten Mittel.
Hierbei gab es noch einige Besonderheiten, die auch als Alleinstellungsmerkmale gelten können. Wir fanden heraus, dass der Türkis und der Rosenquarz in verschiedenen Potenzen verschiedene Wirkungen entfaltete, und der blaue Dumortierit hatte in drei verschiedenen Potenzen drei verschiedene Wirkungsbereiche.

Bisher hatten wir angenommen, im Sinne eines hinderlichen Glaubenssatzes, oder in Ermangelung einer Überprüfung unserer Überzeugungen, dass ein Mittel zum Beispiel Arnica, in allen Potenzen der Blutstillung dient. Aber haben wir das jemals nachgeprüft? Natürlich nicht. Wir dachten, es wäre so, und haben das als gegeben angenommen.

Verschiedene Wirkungen von verschiedenen Potenzen des gleichen Mittels

Erst bei den systematischen Testungen fiel uns auf, dass der Rosenquarz in der D 1000 für Zahnstörfelder, in der D 100 Mio. für Strahlenabwehr zuständig ist. Oder der Dumortierit in der D 30 für Heimatlosigkeit, in der D 1000 für Alkoholismus, und in der D 100 Mio. als Abwehr gegen Besetzungen eingesetzt werden kann. Und der Türkis wirkt in der D 1000 als Abwehr gegen Besetzungen, während er in der D 100 Mio. ähnlich schockauflösend wirkt wie Opium.

So gab es also bei der Potenzierung von Edelsteinen interessante neue Erkenntnisse und Überraschungen.

Die Potenzierung von Planeten und Sternbildern

Schließlich gab es noch die Frage, ob wir auch Planeten und Sternbilder potenzieren und ihre Wirkungen für uns nutzbar machen konnten. Dabei prüften wir die Sonne, den Mond, den Jupiter, den Saturn, den Uranus und vor allem den Merkur.
Von den Sternbildern war der Orion mit seinen sieben Hauptsternen analog zu den sieben Chakren und stärkte alle Chakren in unserem System, der kleine Bär war für tiefe Depressionen aufhellend und das Sternbild Skorpion war hilfreich bei Asthma bronchiale.

Potenzierung von Symptomen = Homöo – Symptomologie

Nachdem ich also gesehen hatte, dass sich alles potenzieren lässt, kam ich zu der Frage, lassen sich auch Symptome potenzieren. Ich versuchte es also mit Fersensporn D 30. „Ich habe einen Fersensporn" hat dabei zwei Bedeutungen, einmal ist die Diagnose gemeint, und einmal ist gemeint: mir tut es an der Ferse weh. Tatsächlich war das Mittel Fersensporn D 30 recht wirksam, sodass es sogar Empfehlungen von Patient zu Patient gab. Ähnlich wie es bei dem Symptom Zahnschmerz die Potenzierung Zahnschmerz D 30 gibt, können auch alle anderen Schmerzen potenziert werden, wie Hüftschmerzen D 30.

Die Fokussierung auf bestimmte Ziele

Falls ich eine längere Strecke auf der Autobahn verbringen möchte, streiche ich mir vorher ein: „Freie Bahn D 30, unfallfreies Fahren D 30, staufreies Fahren D 30". Oder falls ich Gegenstände verloren habe, die ich nicht wiederfinden kann: „Alles, was ich verloren habe, kommt wie von selbst zu mir zurück". Und bei der Parkplatzsuche ist ein Stirnstrich hilfreich: „Freier Parkplatz hier und dort" – oder wo man eben gerade einen Parkplatz benötigt. Eine Hildegard schrieb mir eine Mail, ihre Mutter, 86 Jahre alt, benötigt eine Reinigungskraft, will aber keine haben. So schrieb die Tochter eine Zettel mit der Information: „Ich bin mit einer Reinigungskraft einverstanden D 30". Vier Wochen später konnte eine solche Kraft eingestellt werden.

Personen werden grundsätzlich nicht potenziert, aber „Anwesenheit von Karmapa D 30" geht, oder „Intuition wie Johann Sebastian Bach D 30" geht auch, wenn man sich eine zusätzliche Intuition wünscht, wenn man komponiert.

Und so kam es auch zu den Potenzen von Einsteinformel D 30 und Relativitätstheorie D 30, um eine Zellpopulation in eine andere Dimension zu versetzen, sie dort zu heilen und dann wieder in die dritte Dimension zurückzuholen.

Auf verschiedenen Reisen konnte ich einmal einer Schafherde in Spanien und einmal einer grasenden Zebraherde in Botswana die Energie „Energiefeld D 30" geben, eine Potenz, die das Energiefeld von Mensch und Tier sehr schnell vergrößern, verbessern und verschönern kann.

Diese beiden Herden waren von der „Information", der Frequenz, die ich ihnen schickte, so angetan, dass sie alle aufhörten zu grasen und nur noch interessiert zu mir herüberblickten. Es sah so aus, als ob wir einen gegenseitigen Kontakt aufnehmen können. Auch für diese Art der Kontaktaufnahme eignen sich potenzierte Begriffe.

Potenzierung von Allopathica

Eine große Chance der Homöopathie besteht darin, bewährte konventionelle Mittel zu potenzieren und zu nutzen, meistens mit der gleichen Indikation wie in der konventionellen Medizin. Hierzu gehört Imipenem D 30, ein wirkungsvolles Breitbandantibiotikum, das auf D 30 potenziert auch gegen Viren, Bakterien, Pilze, Parasiten und sogar Protozoen wie die Toxoplasmose wirkt. Chemotherapie D 30 scheint ohne weitere Spezifizierung bei allen Tumorerkrankungen zu wirken. Bei Unverträglichkeit von Tamoxifen kann Tamoxifen D 30 bewirken, dass das Präparat verträglich wird.

Schließlich stellt sich die Frage, wie man multiple kleine Lungenembolien auflösen kann. Hier kommen drei Mittel in Frage, die aus der konventionellen Medizin entliehen sind: Marcumar D 30 und die Enzyme Streptokinase D 30 und Urokinase D 30.

Falls diese Form der adaptierten und dann potenzierten Mittel kinesiologisch Sinn macht, bedeutet das noch lange nicht, dass sie auch so wirken, wie wir uns das vorstellen. Falls es aber zu klaren Ergebnissen kommt, wie vor der Therapie blaue Lippen nach dem Sport, und nach der Therapie mit Marcumar D 30 keine blauen Lippen mehr nach dem Sport, müssen wir annehmen, dass unsere erwartete Wirkung eingetreten ist. Das bedeutet, dass potenzierte Allopathica eine wertvolle Ergänzung unserer neu geschaffenen Materia medica darstellen.

Die ersten Anregungen in diese Richtung erhielt ich im Vademecum der Firma Heel, wo Penicillin und andere Antibiotika potenziert werden. Auf diesem Gebiet sind natürlich noch nicht alle Möglichkeiten ausgereizt.

Gedanken zum Sekundenphänomen in der Homöopathie

Das Sekundenphänomen nach HUNEKE ist seit den Vierziger Jahren bekannt. Es besagt, dass nach einer Injektion mit Procain oder einem anderen Lokalanästhetikum (oder auch mit Ultima Ratio Ampullen) an ein Störfeld (in aller Regel eine Narbe) das dazu gehörige Symptom verschwindet.

In der Homöopathie gibt es zahlreiche Beschreibungen von Fällen, in denen nach der Gabe eines passenden homöopathischen ähnlichen Mittels, eines guten Simile, erst eine kräftige Erstverschlimmerung auftritt und anschließend das Symptom dauerhaft verschwindet. In der Homöo – Kinesiologie habe ich nun jedes Jahr zahlreiche Fälle von Sekundenphänomenen nach Einstreichen von passenden homöopathischen Mitteln gesehen, sodass ich dieses Phänomen in Anlehnung an das Sekundenphänomen nach HUNEKE Sekundenphänomen nach ZEEDEN genannt habe.

Dieses Sekundenphänomen tritt also statt nach einer Procaininjektion einfach nach der homöopathischen Mittelgabe auf, die durch Globuli oder durch einen Stirnstrich erfolgen kann. Dieses Phänomen der „sehr schnell eintretenden heilenden Wirkung“ kann nach der Applikation eines Mittels nach den Regeln der klassischen Homöopathie auftreten, wird aber gehäuft nach der Gabe von Mitteln nach den Regeln der Homöo – Kinesiologie beobachtet.

Der menschliche Organismus ist offensichtlich in der Lage, auf Frequenzen sofort und tiefgreifend zu reagieren.

Beim gesprochenen Wort ist uns das sehr geläufig: Reize ich einen Menschen, indem ich ihn beleidige oder etwas Falsches über ihn erzähle, dann gerät er rasch in Wut und wird dann verbal verletzend oder sogar handgreiflich. Es handelt sich hier um eine rasche Reaktion auf Frequenzen, die sowohl akustischer Natur sein mögen (Worte) als auch optischer Natur (ein hämisch grinsendes Gesicht ist auch ein starker Reiz).

Aus der Musik kennen wir das Phänomen, dass wir uns angerührt fühlen, wenn die Musik uns nahe geht oder uns an frühere schöne Gefühle erinnert.

Aus der Homöopathie kennen wir ebenfalls den Effekt, dass nach Einnahme eines homöopathischen Mittels rasch eine Heilung in Gang gesetzt wird.

Ähnlich ist es auch beim Stirnstrich, der ja von der Nennung eines heilenden homöopathischen Mittels begleitet wird. Auch hier kommt es sehr schnell zu einem Effekt, der häufig damit verbunden ist, dass das Symptom nicht mehr zu sehen oder zu spüren ist.

Am heutigen Tage (heute = 26. 04. 2014) habe ich einen Spaziergang mit einem 77 Jahre alten Mann gemacht, der seit vielen Jahren ein leichtes Kopfzittern hat. Nachdem ich ihm Phosphor D 1000, D 100.000 und D 100 Mio. eingestrichen hatte, verlor er dieses Symptom innerhalb von wenigen Minuten. Als wir uns an der Bushaltestelle verabschiedeten, war von dem Kopfzittern nichts mehr zu sehen. Er selbst konnte auch spüren, dass das Zittern verschwunden war. Ebenfalls ein Sekundenphänomen.

Schließlich möchte ich für die ganz kritischen Gemüter noch auf den Begriff Sekundenphänomen eingehen. Die „Heilung in der Sekunde" war für die Brüder Huneke, aber auch für alle nachfolgenden Neuraltherapeuten und auch für mich ein Faszinosum, das zu Höchstleistungen in der naturheilkundlichen Medizin anspornte. Mit „Sekunde" ist also nicht der genaue Zeitabschnitt gemeint, der zwischen zwei Sekunden liegt, sondern die Bedeutung ist dahin gehend zu verstehen, dass hierunter „eine ungewöhnlich schnelle Heilung in einer Sekunde oder einer Minute" verstanden wird.

Salamitaktik, Nachbehandlung jedes einzelnen Schrittes

Bei komplizierten Verläufen, schwer zu behandelnden Fällen, Frustration bei Wirkungslosigkeit bewährter Strategien und schwer herzustellendem Roten Faden hat es sich bei mir bewährt, alle einzelnen Schritte eines schwer verlaufenden Falles nachzuzeichnen, und sich dabei vorzustellen, welche Gefühle jeden einzelnen Schritt begleitet haben mochten, bzw. welche Pathologie hinter jedem einzelnen Schritt zu vermuten ist.

Falls man die einzelnen Schritte nachzeichnen kann und Prellung, Bruch, Schock, Angstgefühle, Todesangst und weitere körperlichen und seelischen Veränderungen nachvollziehen kann, kommt man leicht zu den passenden Mitteln. Zunächst versuche ich alle in Frage kommenden Mittel aufzuschreiben, um sie später kinesiologisch zu testen. Diejenigen Mittel, die keinen Erfolg versprechen, also mit einem schwachen Arm kommen, werden aussortiert, sodass nur noch die energetisch wirksamen Mittel übrig bleiben, die dann als Stirnstrich appliziert werden.

Beispiele für die „Salamitechnik“, einzelne Schritte von komplizierten Fällen nachzuvollziehen

Chronische Borrelieninfektion und ihre Auflösung

Anamnese vom 17.10.2022

Friederike ist eine alte Bekannte und weitläufige Freundin von mir, die sich durch eine Borrelieninfektion so viele Einschränkungen zugezogen hat, dass sie sich in ihrem Leiden mir zugewendet hat, um nach einem letzten Strohhalm zu greifen. Nach vielen Jahren der Frustration und der Enttäuschung, dass im strukturellen Bereich kaum Lösungsmöglichkeiten greifen, hat sie die Hoffnung auf eine Besserung fast verloren.

Sie erzählt von ihren Laborwerten, zunächst Leukozytose, dann Leukopenie, das Gleiche bei den Eosinophilen. Die Borrelien machen sich bemerkbar wie kleine juckende Herde tief in der Muskulatur, aber auch an der Hautoberfläche, viele kleine Pickel sind entstanden nach einer Akupunktur vor drei Wochen, die reinste Borrelieninvasion. Die Borrelien würden sie geradezu auffressen. (Der Fressvorgang bei Mikroorganismen heißt Phagozytose). Sie sei zweimal gegen Corona geimpft worden, im April und im Dezember 2021.

Auf die Frage, was sie denn genau spüren würde, kamen diese Symptome zum Vorschein. Sie klagt über ein Kribbeln im ganzen Körper, über kleine und rote Pickel, die sich überall entwickelt haben, vor allem im Gesicht und im Ausschnitt, es gäbe stechende punktuelle Schmerzen in der Wade rechts und links, und das linke Bein pulsiere, meistens beim Gehen, jetzt aber auch im Sitzen. Die linke Fußsohle schmerzt beim Abrollen und heute auch im Sitzen, alles aber erst seit 3 Wochen.

Sie habe das Gefühl, die Plantaraponeurose sei zu kurz (Sehnenband unter der Fußsohle). Letztlich habe sie die Borreliose einem oder mehreren Zeckenbissen zu verdanken.

Die Subjektivität hat Vorrang

Für die Therapie ist es für mich in den meisten Fällen von untergeordneter Bedeutung, ob ich das Geschehen auch so sehe. In jedem Fall stimme ich meine Behandlung auf die subjektive Wahrnehmung der Patientin ab. Angenommen, ich kann mir nicht vorstellen, wie Borrelien einen menschlichen Körper auffressen, wie gehe ich dann mit der Schilderung der Patientin um? Ich reagiere genau auf ihre Empfindung und versuche, diese Angst vor dem Aufgefressen werden in ein homöopathisches Mittel zu kleiden, das genau dieser Angst entspricht. Dieses Mittel heißt dann „Angst vor Phagozytose D 30".

Die einzelnen Nachbehandlungen

Für die **Zeckenbiss Nachbehandlung** finde ich diese Mittel: Ledum D 1000 steht für alle Insektenstiche und Bisse, das geröstete Zeckenpulver D 30 wäre die „ausleitende Nosode", hier aber ein pulverisiertes Organpräparat, und die Rückgängigmachung des Zeckenbisses D 30 ist die Vorstellung der Gesundheit vor dem Zeckenbiss.

Für die **Borrelieninvasion** kommen im kinesiologischen Test diese Mittel:
Bakterien Nosode D 30 – das Antibiotikum gegen Viren und Bakterien, Imipenem D 30 ein weiteres potenziertes Antibiotikum, Angst vor Phagozytose D 30 für die Angst, von den Borrelien aufgefressen zu werden, Arsenicum album D 100 Mio. für alle Ängste, Belladonna D 30 für die Entzündungen, die entzündeten Hauteffloreszenzen, die Pickel,

Causticum D unendlich, für das Gefühl, dass ihr Unrecht geschieht, und hier das Gefühl, die Sehne unter der Fußsohle sei zu kurz. Eiter Komplex Z für die Entzündungen und die Borrelieninvasion D 30 für die Vorstellung, dass Bakterien die Kontrolle über ihren Körper übernehmen.

Für die **Impfnachbehandlungen** finde ich diese Nosoden:
Polio Nosode D 30 für die Impfung gegen Kinderlähmung, Hepatitis B Nosode D 30 für die Auflösung der Nebenwirkungen einer Hepatitis Impfung, und den Corona Impf Komplex für die beiden Impfungen gegen Corona.

Zusammenfassend ergab sich nach dem Stirnstrich diese Wirkung: Nach dem Stirnstrich hatte sie zunächst alle Symptome der Vergangenheit im Körper gespürt, als ob alles rückwärts noch einmal in Erinnerung gerufen würde. Als sie aufsteht und ich frage, was sie jetzt noch spüren würde, antwortet sie entgeistert: „Nichts". Tränen schießen ihr in die Augen, das hätte sie kaum für möglich gehalten.
Ich mache sie darauf aufmerksam, dass der Verlauf undulierend verlaufen kann, also abwechselnd mit stärkeren und schwächeren Schmerzen verlaufen kann, die aber insgesamt abebben sollten.

Unter dieser Nachbehandlung in Form einer schrittweisen Betrachtung, der kinesiologischen Testung und der Auffindung der kompensierenden Mittel gelang es, nach vielen Jahren von multiplen und kaum entsprechenden Diagnosen zuzuordnenden Beschwerden einen Befreiungsschlag zu führen, der innerhalb von wenigen Minuten (ca. 10 Minuten) eintrat. Der Verlauf vom 03.02.2023 zeigte, dass es insgesamt zu einer wesentlichen Besserung aller Beschwerden gekommen war.

Zweites Beispiel für die „Salamitechnik“

Am 04.09.2018 war ein alter Freund zu mir gekommen mit einer sehr merkwürdigen Geschichte, die sich ungewöhnlich entwickelt hatte.

Geschichte des Erysipels

Im Mai oder Juni 2017 hatte eine Podologin aus seinem rechten Großzehen an der Einwachsungsstelle versucht einen alten Nagelsplitter herauszuziehen. Es tat höllisch weh und es blutete damals heftig.

Wenige Tage später kampierte er bei Plön mit alten Klassenkameraden. Damals war er nachts plötzlich umgekippt, war bewusstseinsfern, stand neben sich, war total geschwächt, dachte, er müsse sterben. Seine Kameraden holten den Notarzt, der ihn nach Eutin auf die Intensivstation brachte. Dort konnte gerade noch eine Bakteriämie oder eine Sepsis verhindert werden.

Er hatte Schüttelfrost, alles kam urplötzlich, um Mitternacht, er hatte hohes Fieber, das Gefühl wie weggetreten zu sein und den Aspekt der Lebensbedrohung. Das sind alles Symptome des Aconit, des Eisensturmhutes, der giftigsten Pflanze von Europa.

Letztlich gab es noch heute eine dunkle Verfärbung des distalen rechten Unterschenkels, alte Hämatinablagerungen von Blutaustritten in den Kapillaren, und eine Knöchelschwellung am Innenknöchel rechts. Von Juni 2017 bis September 2018 sind es 15 Monate. Eric hatte es satt, sich noch weiter mit dem Bein beschäftigen zu müssen.

Wir legten uns diese Strategie zurecht: Wir rekonstruierten jeden Zwischenschritt der Krankheitsgeschichte, formulierten alle Abschnitte in Symptome um, prüften diese kinesiologisch und entschieden dann, ob wir die einzelnen Schritte der Krankheit homöopathisch therapieren.

Dabei stellte sich die Krankengeschichte so dar:

Beginn mit Plötzlichkeit, um Mitternacht, mit hohem Fieber und Schüttelfrost.
Gefühl wie weggetreten. Lebensbedrohlichkeit.
Beinschwellung mit Druckgefühl, aber ohne Schmerz.
Lange Krankheitsdauer, Therapieresistenz,
Z. n. hochdosierter Antibiotikatherapie, die ihm das Leben rettete.
Hitzegefühl im Bein, Varikosis bekannt,
Schwellung am Knöchel, Lymphstau,
Entzündung,
fehlende Aura im rechten Unterschenkel,
nächtliche Panikattacken mit schwerem Angstgefühl.

Zu diesen Symptomen passten dann diese Mittel:
Aconit D unendlich, (Angst, Plötzlichkeit)
Bryonia D 100.000 (Druck)
Kalium carbonicum D 30 (Schwellung)
Rechtsdrehung D 1000 und
Wechseldrehung D 1000 (Therapieresistenz)
Venen Komplex Z (Hitze, Varikosis)
Belladonna D 30,
C3, C4 Komplement D 30 (Entzündung)
Aura Komplex Z (Aura um den Unterschenkel verschwunden)

Er überlegt, dass die „Schwäche im rechten Bein" zu der Schwellung am Fuß passt. Schwellfuß heißt auf Altgriechisch Ödipus. Hat er einen ödipalen Komplex, der tief in der Verdrängung liegt und erst mit großer Mühe aufgeklärt werden kann, wie damals die Geschichte mit Ödipus, die nur langsam und mühsam ans Licht kam?

Nachdem er alle Mittel per Stirnstrich erhalten hatte, waren alle Schwachpunkte stark. Die Schwellung am rechten Innenknöchel war nach dem Stirnstrich interessanterweise zu 90% abgeklungen. Er hatte die Leichtigkeit des Beines und die Leichtigkeit des Gehens wieder erhalten.

Hier hatte also die Aufteilung des Prozesses in einzelne Gefühle und pathologische Abschnitte dazu geführt, dass es in kürzester Zeit zu einer Veränderung der Schwellung kam und sich das Bein besser anfühlte.

Aura

Die Aura ist unser elektromagnetisches Feld, das uns umgibt. Es ist sehr flexibel und kann sich in wenigen Sekunden ausbreiten, wenn Freude und Glück uns begegnen, oder schrumpfen, wenn wir traurige Geschichten hören oder selbst in eine Krise geraten. Nicht nur die Größe ändert sich, sondern auch die Farbe, die Leuchtkraft und die Intensität der Farben.

In schwierigen Fällen stelle ich mir immer wieder vor, wie die Aura des Patienten aussehen mag. Falls ich Bilder bekomme, versuche ich, diese Bilder langsam in Form und Farbe und Struktur aufzubauen. Oft fehlt von der Aura ein Teil, der zum Herzen gehört, und dann ist es wichtig, hier noch Herzensenergie hinein zu geben, um den Defekt wieder auszugleichen.

Homöopathisch gebe ich gerne Auraaufbau D 30, um die Aura wieder zu einer normalen Größe und Funktion zu bringen. Falls die Aura so gut wie weg ist, das kommt vor bei Depressionen, Burnout, Suizidalität, Lebensknick und Krise, gebe ich eine Ersatzaura, damit ich mit dem Patienten energetisch arbeiten kann. Ich streiche dann das Mittel Ersatzaura D 30 ein.

Chakren

Die Chakren gehören zu dem indischen Heilsystem des Ayurveda. Es sind Energiezentren, die sich entlang der Wirbelsäule befinden vom Steiß bis zum Hals, danach kommt das Stirnchakra, das dritte Auge, das zwischen den Augenbrauen liegt, und das Scheitelchakra, das an der höchsten Kopferhebung liegt. Diese Energiezentren kann man potenziert geben, um einen ganze Körperregion energetisch aufzuladen. Oft ist das notwendig, damit der Patient auf unsere homöopathische Energie reagieren kann.

Bisher konnte ich keine homöopathischen Potenzen von Aura oder Chakren entdecken, sodass ich annehme, dass diese Mittel ebenfalls Alleinstellungsmerkmale der Homöo – Kinesiologie sein dürften.

Hinderliche Glaubenssätze

„Alle Entscheidungen unseres Lebens werden vor dem Hintergrund der Glaubenssätze getroffen". Dieser schwer wiegende Satz zeigt, dass unsere inneren Überzeugungen sich auf alle Entscheidungen im Leben auswirken. Auch Einzelerfahrungen, die wir machen, können zu Glaubenssätzen werden, die unser Leben somit beeinflussen. Propaganda funktioniert auch wie ein Glaubenssatz: Wenn etwas, egal ob wahr oder gelogen, oft genug gesagt wird, wird es „geglaubt" - man hält es dann für richtig, und je öfter man das Gleiche hört, oder man zusätzliche Erfahrungen macht, die das Gesagte bestätigen, desto eher wird unser Satz zu einem Glaubenssatz. Fatalerweise übernehmen wir die Sätze unserer Eltern. „Es reicht höchstens zum Müllwerker, wenn Du Dich in der Schule nicht anstrengst". „Aus Dir kann ja nichts werden. Du bist ein Versager. Du bist nichts, Du kannst nichts, Du weißt nichts. Du bist zu dumm, um das Leben zu bestehen."

Eltern sprechen solche Sätze oft, um ihre Kinder zum Fleiß und zur Arbeit zu stimulieren, erreichen dabei aber oft das Gegenteil, ohne dass sie dies bemerken, denn sie stehen ja selbst unter den hinderlichen Glaubenssätze ihrer eigenen Eltern, die ihnen das vor einer Generation genau so vorgesagt haben, wie sie es jetzt ihren Kindern weiter geben. Sie glauben, sie stehen damit in einer guten Tradition. Die beste Art, solche Glaubenssätze los zu werden („Ich bin nicht gut genug, um beruflich erfolgreich zu sein", „ich finde keinen gut bezahlten Job" als Beispiel), wäre eine nachdenkliche Analyse der eigenen Glaubenssätze durchzuführen. Diejenigen Glaubenssätze, die man als Ballast empfindet, oder als unrichtig, sollte man dann auflösen. Dies gelingt durch „hinderliche Glaubenssätze D 1000" und das Einklopfen von befreienden Glaubenssätzen am Akupunkturpunkt Dünndarm 3.

Eine genaue Beschreibung dieser Klopftechnik nach Klinghardt findet sich auf der Webseite von Frau Dr. Deborah Wolff, www.homoeopathie-wolff-luebeck.de.

Ein Beispiel für einen hinderlichen Glaubenssatz

In seinem hoch informativen Lehrbuch für die Psycho – Kinesiologie beschreibt Dr. Dietrich Klinghardt Beispiele für hinderliche Glaubenssätze, wie sie entstehen und aufgelöst werden. Ein Ingenieur kam eines Tags zu ihm mit der Beschwerde, er finde keinen gut bezahlten Job, obwohl er eine gute Ausbildung hatte. Nach einer biografischen Anamnese stellte sich heraus, dass ein Bankdirektor, der bei ihm zuhause ein und aus gegangen war, eines Tags an einem Herzinfarkt gestorben war. Damals war der Patient fünf Jahre alt. Nachdem er von seinen Eltern erfahren hatte, dass dieser nette Direktor gestorben war, entstand bei ihm der Glaubenssatz: Wenn man reich ist, muss man früh sterben. Dieser Satz war so tief in ihm verankert, dass er keinen gut bezahlten Job finden konnte, damit er nicht früh sterben musste. Nachdem Klinghadt diese fatale Verbindung aufgelöst hatte, fand er einen sehr gut bezahlten Job und bedankte sich bei seinem Therapeuten.

Umschreibung nach Kuby und Zeeden

Aus der Überschrift können wir sehen, dass auch Clemens Kuby, der Filmemacher von „The Living Buddha" und Autor des Buches „Aufbruch in die nächste Dimension" sich um Umschreibungen von Biografien gekümmert hat. Tatsächlich kann man nach meiner Systematik Biografien umschreiben und somit schweren Ballast aus dem Gefühlsbereich und aus dem Unterbewussten entfernen, ähnlich wie man es auch bei den Enttraumatisierungen macht.

Hierbei geht man auch mit der Auflösungstaktik vor und versucht, alle Vorgängertraumata, die zu einer bestimmten Gefühlsstörung geführt haben, aufzulösen. Im Band 3 meiner Abenteuer Homöopathie gibt es einen Fall, der unter der Überschrift „Befindlichkeitsstörungen" aufgeführt ist. Dabei gibt es das Gefühl, die Beine wären zu dick und dürften niemandem gezeigt werden. Für Menschen, die mit ihren Beinen keine Probleme haben, scheint dieser Umstand trivial oder unbedeutend zu sein. Wenn man sich aber genau damit beschäftigt erkennt man, dass hier ein tief sitzendes Schamgefühl die gesamte Lebensqualität mindert. Kurze Hosen waren also bis zu unserer Diskussion gewissermaßen „undenkbar", weil das Schamgefühl das alles nicht zulassen konnte.
Letztlich konnten wir über vier verschiedene Traumaauflösungen das ursprüngliche Gefühl wiederherstellen „Meine Beine sind genau richtig". Dazu gab es noch ein körperliches Gefühl, als ob die Beine schrumpfen würden, sodass ein dazugehöriges richtiges und stimmiges Körpergefühl entstand, das es früher vielleicht nie gegeben hatte oder sehr früh verschüttet wurde. An diesem Beispiel kann man sehen, dass man eine Biografie umschreiben kann, wenn man alle schambesetzten Situationen umwandelt in solche, die dann nicht mehr mit Scham verbunden sind.

Falls Clemens Kuby das anders macht, wäre auch diese Umschreibung von Biografien ein Alleinstellungsmerkmal der Homöo – Kinesiologie. Hier muss man also die Úmschreibung auf der ersten Silbe betonen, auf dem „U“, um keine Verwechslungen zuzulassen. Eine Umschreíbung mit Betonung auf dem „ei“, hätte ja eine völlig andere Bedeutung, nämlich eine Erzählung mit anderen Worten wiedergeben. Das ist hier nicht gemeint. Hier wird eine Biografie neu geschrieben, und zwar so, dass die Stimmigkeit der Gefühlswelt wieder hergestellt wird. Ein großer Segen für alle, die davon profitieren.

Besetzungen

Besetzungen sind ein heikles Thema. Nicht nur, weil Besetzungen häufig negative Energien bei einem Patienten platzieren und dort festhalten. Je mehr man sich mit diesen Energien beschäftigt, desto mehr ernährt man sie und kräftigt sie somit. Es passiert also genau das Gegenteil von dem, was wir erreichen wollen.

Wie kommen Besetzungen zustande, und wie lösen wir sie auf? Da sich alles im unsichtbaren Bereich abspielt, und diese Form der Energien kaum nachweisbar sein dürften, könnte alles als Spekulation betrachtet werden, falls man nicht direkt selbst davon betroffen ist und unter dieser Form von „negativen Feldern" leidet.

Kinsiologisch können wir den ersten Hinweis auf Besetzung bekommen. Danach verhandeln wir mit den negativen Energien. Falls sie einsichtig sind, erkennen sie, dass sie in einer Sackgasse gelandet sind, vielleicht bequem, schön warm und angenehm, aber für die geistige Entwicklung kein guter Platz. Falls wir das Interesse an der geistigen Entwicklung wecken können, bieten wir diesen Energien Arsenicum album D 100 Mio. für ihre Entwicklung an und Stramonium D 100 Mio. für das Loslassen.

Falls das akzeptiert wird, können sich diese Wesen lösen und in einer Art Litfaßsäule, die mit einem gelben, an die Lieblingsfarbe von Stramonium (nach H.V.Müller) erinnernden Licht gefüllt ist, in die nächste Dimension gelangen. Die Art der Diskussion mit diesen Wesen kann von Fall zu Fall so verschieden ausfallen, dass man keine allgemeine Strategie vorschlagen kann.
Letztlich bietet man Wege für eine mentale Entwicklung an und versucht dann, als Gegenleistung das Loslassen von einem menschlichen Wesen zu erlangen. Es ist so eine Art Geschäft, „Du lässt los, und dafür helfe ich Dir bei der Entwicklung".

Impffolgen

Auch Impffolgen sind ein schwieriges Terrain, weil es weder einen Beweis für eine Impffolge gibt, noch einen Gegenbeweis. Ohne wissenschaftliche Begleitung der Medizin führt alles zur Spekulation, und jeder glaubt das zu wissen, was er glauben möchte. Es kommt zu Glaubenskämpfen – einige glauben, es gibt gar keine Impffolgen, weil man sie nicht beweisen kann, diejenigen, die durch Impfungen geschädigt werden, wissen aber genau, dass etwas nicht stimmt und leiden unter der Hilflosigkeit der Medizin, die entweder Impffolgen abstreitet oder Impffolgen erkennt, aber nichts dagegen unternehmen kann, weil es nichts gibt. Und die Anerkennung von Impfschäden ist entsprechend spärlich, weil überall Beweise fehlen. Es ist also ein Thema ohne Ende, da es keinen Schlusspunkt gibt.

Da energetische Methoden in der konventionellen Medizin nicht anerkannt werden – weder die Einhandrute noch der kinesiologische Test – werden auch unsere Erkenntnisse über Impffolgen nicht anerkannt und führen nicht zur Lösung des Problems. Schließlich gibt es noch die Hemmung, etwas als falsch anzuerkennen, was man selbst früher für richtig gehalten hat. Diejenigen, die selbst geimpft haben, werden also Schwierigkeiten haben, eine Impffolge zu erkennen, weil das ja gleich bedeutend wäre mit dem Erkennen, dass sie selbst einen Schaden gesetzt haben könnten. Mehrere Vektoren führen also in die Täuschung und in die Ignoranz.

Da ich nichts von einer Polarisierung unserer Gesellschaft halte, glaube ich auch nicht, dass es nur eine Wahrheit gibt. Ich bin also weder ein Impfbefürworter, noch ein Impfgegner. Ich halte es mit der Aufklärung, die jeder für sich betreiben sollte.

Wir kommen zu dem, was in der Homöo – Kinesiologie möglich ist, um auch bei Impfungen möglichst wenig Schäden aufkommen zu lassen. Hierfür gibt es den Impf Komplex Z, der alle wichtigen Kinderimpfungen beinhaltet, außer Tetanustoxin, und der am besten schon vor den ersten Kinderimpfungen gegeben werden sollte. Beobachtungen in Schulen haben gezeigt, dass Kinder mit ADHS zu 90% zu den Geimpften gehören, während die nicht Geimpften nur einen sehr geringen Anteil an ADHS haben. Allein, um die Kinder möglichst gesund durch die Schulzeit zu bringen, wäre hier eine Zurückhaltung bei den vorgeschriebenen oder empfohlenen Impfungen angebracht. Aus meiner Sicht sind Impfungen dann weitgehend ungefährlich, wenn sie in Begleitung von Thuja D 200 gegeben werden. Literatur bei Friedrich Klammroth.

Möglichkeiten, Impfkomplikationen zu vermeiden

Hierzu gibt es eigene Erfahrungen aus unserer Kinzigtalklinik. Vor einer Grippeimpfung in unserer Klinik (um die Krankheitstage im Winter möglichst niedrig zu halten) gab ich jedem Probanden den Impfstoff in die Hand und machte einen kinesiologischen Test. Wurde der Arm schwach, war das ein Zeichen für eine schlechte Verträglichkeit des Impfstoffs. Gab ich dem Probanden zusätzlich Thuja D 200 in die Hand, wurde der Arm wieder stark. Also bekam der Patient erst Thuja D 200, dann die Grippe Impfung – und alle vertrugen diese Impfung gut oder sogar besser als die Grippeimpfung in den vorhergehenden Jahren.

Dieser einfach Test kurz vor der Impfung mit dem Impfstoff kann sehr viel Schaden abwenden. Es würde sicherlich im Sinne der Arbeitgeber sein, möglichst wenig Impfkomplikationen heraufzubeschwören bei einer Aktion, die der Gesundheit der Mitarbeiter dienen soll.

Unser Alleinstellungsmerkmal wäre also der kinesiologische Test während einer Impfaktion, um möglichst Schäden zu vermeiden.

„Wir behandeln nur Gefühle“

Für das Ohr eines Schulmediziners ein etwas merkwürdiger Satz, denn im Studium hören wir über Gefühle natürlich nichts. In der Psychiatrie hören wir von Ängsten und Depressionen, die wir medikamentös behandeln. Manchmal mit Zusatz eines Psychologen, der Gespräche führt, die aber nicht zur Auflösung von Angst und Depression führen.

In der Homöo – Kinesiologie haben wir den Merksatz: „Die Gefühle bestimmen unsere Aura. Wenn unsere Aura groß, leuchtend und golden schimmernd ist, kann sich hierunter kaum eine Krankheit ausbreiten.“ Falls wir also einen Patienten möglichst „radikal gesund“ machen wollen, und das ist das Ziel unserer Tätigkeit, „sanft heilen“, wie Hahnemann das gesagt hat, dann können wir jenseits von materiellen Aspekten einer Krankheit, wie Pathologie, Blutbild, Aussehen von Krankheitsherden die Gefühlssituation analysieren, sie möglichst so verbessern, dass die Aura farblich kräftiger wird, sich ausdehnt und wieder Freude zulässt. Unter diesen Aspekten lassen sich Krankheiten sehr gut beeinflussen, und auch maligne Erkrankungen profitieren von einem fröhlichen Innenleben.

Wenn wir nach Indien sehen, erkennen wir, dass dort ein Homöopath in der fünften Generation, Dr. Sehgal, zu einem ähnlichen Ergebnis kam. Er erkannte, dass die Gefühlslage so wichtig für die wahlanzeigenden Mittel ist, dass er später nur noch nach Bewusstseinszustand, Gefühl und allgemeinem Befinden seine Mittel verschrieben hat und einer der erfolgreichsten homöopathischen Ärzte geworden ist und der heute weltweit Anerkennung besitzt.

Aus meiner Sicht ist das mehrgleisige Vorgehen am erfolgreichsten. Wir optimieren die Aura und die Gefühlswelt, lösen Kränkungen auf, lassen die Wut verrauchen, enttraumatisieren von schlimmen Erlebnissen, lösen das Rachegefühl auf und nutzen die Chance, über die Hintertüre der Nieren eine Psychotherapie durchzuführen und den Familienfrieden wieder herzustellen.

Danach suchen wir alle Therapiehindernisse auf, lösen diese auf und geben dann ein passendes Simile, das dann sofort wirken kann. Manchmal wirkt das Mittel dann so schnell, dass der Patient seine Symptome verliert, bevor ich noch dazu komme, ihm ein oder mehrere Mittel als Stirnstrich zu geben – wir nennen diese blitzschnelle Reaktion des Körpers Sekundenphänomen nach Zeeden, wie wir es oben schon beschrieben haben.

Die Einsteinformel als Grundlage für die energetische Medizin

Mit dem Bewusstsein, dass Energie und Materie nach Einsteins Formel $E = m \times c^2$ identisch ist, dürfen wir alles energetisch anpacken, was in der konventionellen Medizin mit Partikeln, mit Materie, und mit anfassbaren Dingen gemacht wird.

Während also ein Orthopäde oder Neurologe bei einem Ischias sich fragen wird, welche Bandscheibe drückt auf welchen Nerv, und führt die Nervenkompression zu motorischen oder sensiblen Ausfallserscheinungen, würde man in der Homöo - Kinsiologie fragen: Wo fehlt diesem Patienten Energie, dass es zu einer akuten Ischialgie kommt?

Als erstes erkundigen wir uns nach dem genauen Hergang, nach möglichen Ursachen, aber auch nach den Gefühlen, die ihn kurz vor dem Ereignis gepackt haben mögen. Falls er in Wut war und zusätzlich eine Überlastung in der Wirbelsäule hatte, durch das Anheben eines Kastens Wasser zum Beispiel, dann würden wir ihm für die Wut Colocynthis D 1000, für die Überlastung Rhus tox D 30 geben. Falls die Wut verraucht, kann die Überlastung sofort zurückschnappen und der Patient geht beschwerdefrei aus der Praxis heraus.

Die Standardbehandlung in der Homöo - Kinesiologie

Die klassische Homöopathie besteht darauf, sehr individuell zu sein. Für jede Besonderheit gibt es ein besonderes Mittel, und so bekommt jeder Patient entweder ein sehr gut passendes Einzelmittel, Pulsatilla D 200 zum Beispiel, oder ein gutes Konstitutionsmittel, Lycopodium D 1000, zum Beispiel. Daneben gibt es noch die sogenannten „bewährten Indikationen", die man in ähnlich gelagerten Fällen immer standardisiert geben kann – bei Verbrennungen nimmt man immer Cantharis D 30.

Aber diese „allgemeinen Empfehlungen" gelten nicht als „richtige" Homöopathie, nach der man die Symptome, die Persönlichkeit und auch die genetischen Belastungen einer besonderen Betrachtung unterzieht, die dann zu einem besonders wirksamen Mittel führen soll. Das Besondere an der Homöopathie besteht also darin, dass sie nicht standardisiert ist, sondern individuell.

In der Homöo – Kinesiologie gibt es so etwas wie eine bewährte Indikation für alle 35 Rubriken von möglichen Krankheitsursachen, die wir in Form einer Liste abfragen.

Bekommen wir also beim Stichwort Struktur – Zähne und Narben – einen schwachen Arm, können wir bei Narbenstörfeldern direkt das Mittel Narbenunterspritzung D 30 testen, das kommt so gut wie immer. Genau so machen wir es bei den Zähnen. Kommen die Zähne schwach, geben wir Kiefer Komplex Z, der kommt fast immer. Falls wir jedoch genauer sind und Karies abfragen, kommt immer die Polio Nosode D 30. Bei psychischen Problemen kommt fast immer der Psycho Komplex.

Fragen wir weiter nach Wutanfällen, kommen weitere Einzelmittel in Frage wie Chamomilla D 1000, Nux vomica D 30, Colocynthis D 1000 oder Cicuta virosa D 1000.

Bei Mikroorganismen bekommen wir immer das homöopathisierte Antibiotikum Imipenem D 30. Bei geopathischer Belastung, also Strahlung aller Art, den Strahlenschutz Komplex Z, bei genetischer Belastung Diphtherinum D 200, bei Impffolgen Thuja D 200, bei Beidhändigkeit immer Corpus callosum D 30, bei Hirnhautverziehung immer Hirnhautverzhiehung D 30, bei Chakren den Chakren Komplex Z, bei Rechtsdrehung immer Rechtsdrehung D 1000, ggf. auch zusätzlich noch die Wechseldrehung D 1000.

Dieser Standard versagt, wenn wir nach dem besten Simile suchen, oder bei Schwermetallen und Vitaminen mehrere Mittel zur Auswahl haben, die wir dann testen und entsprechend zuordnen. Bei Vitamin B 12 Mangel kommt also immer der Intrinsic Faktor D 30, bei Vitamin D Mangel immer die substanzielle Substitution mit Vitamin D. Auch bei den Planeten und Sternbildern müssen wir dann aussuchen. Aber tatsächlich ist ein großer Teil der potenziellen Ursachen für die Entstehung von Krankheiten mit standardisierten Mitteln zu bewältigen, sodass das umfangreiche Lernen und Lesen von dicken Büchern wie in der klassischen Homöopathie entfallen kann, ohne dass die Qualität der Behandlung wesentlich leiden würde. Dieser Umstand ist auch für die gut gebildeten Laien wichtig, die sich hierdurch den Zutritt zu einer potenten, oft schnell und durchgreifenden Therapie verschaffen können.

Ende mit Vermutungen und Spekulationen

Ein Patient hatte 10 Jahre Rückenschmerzen, und bei ihm wurde im Röntgen und im MRT eine Spinalkanalstenose entdeckt. Daraufhin wurde ihm zur Operation geraten. Warum wohl? Weil wir Mediziner annehmen, wenn einer Rückenschmerzen hat und wir im Röntgenbild eine Spinalkanalstenose sehen denken, das müsse zusammenhängen. Hängt es aber zusammen, oder nicht? Wie prüfen wir das nach? Natürlich gar nicht, weil wir die wahren Ursachen von Rückenschmerzen gar nicht erkennen können, auch nicht im Röntgenbild oder im MRT. Genau genommen ist das eine Vermutung, eine Spekulation, und es wird die Indikation für eine Operation gestellt, egal, ob die Stenose die Ursache ist oder nicht. War es die Ursache, ist der Patient nach der OP beschwerdefrei, liegt die Ursache ganz woanders, leidet der Patient weiter, und hat eine sinnlose OP hinter sich gebracht.

In diesem besonderen Fall, den ich auch in eines der Bücher Abenteuer Homöopathie aufgenommen habe, konnte ich den Patienten in einer einzigen Sitzung noch vor der Operation in die Schmerzfreiheit bringen. Nach einem Jahr dann die Kontrolle. Hierbei sagte der Patient, damals mit 78 Jahren, er habe keinerlei Rückenschmerzen, „als ob er dort nie etwas gehabt hätte". Ausnahmen mögen dann auch die Regeln bestätigen. In diesem Fall war die Spinalkanalstenose offensichtlich nicht die Ursache seiner Beschwerden.

Dieser Fall wird angedeutet, weil er zeigt, dass nach der energetischen Analyse, so könnte man das Verfahren der kinesiologischen systematischen Testung nennen, die Ursachen offen gelegt und meistens sogar standardisiert behoben werden können. Diese Chance wird in immer weiteren Kreisen genutzt.

Ein weiterer Fall von Verzweiflung ergab sich aus der Vorgeschichte einer Patientin, die bei uns zur Rehabilitation gekommen war.
Diese – zugegebenermaßen schwierige – Patientin hatte seit vielen Jahren ständig Sodbrennen. Nachdem alle medikamentösen Versuche gescheitert waren, die Patientin aber wegen der Heftigkeit des Sodbrennens um eine endgültige Besserung nachfragte und keine Ruhe gab, wurde nach einer vergeblichen Vagotomie der Magen herausgenommen, unter der Vorstellung, das Sodbrennen käme von der Magensäure. Nach der OP – Billroth 1 – bestand das Sodbrennen aber weiter. Der Magen war unschuldig, aber jetzt war er draußen.

Leider sind wir nicht in der Lage, weitere Ursachen genau zu lokalisieren. Wir sind auf unsere Vermutungen und auf unsere Erfahrungen angewiesen. Wir folgen der Diktion des Lehrbuches, Sodbrennen käme immer von der Magensäure her. Die Ursache lag in diesem besonderen Fall in einer Narbe nahe am Knochen des Oberschenkels, bei dem eine Zyste entfernt worden war und in dem ein Narbenstörfeld zurückgeblieben war. Nach Unterspritzung dieser sehr schmerzhaften Narbe kam es zum Sekundenphänomen nach Huneke, das Sodbrennen war sofort nach der Injektion verschwunden. Leider kam es nicht zu einem Dauereffekt, weil die Patientin weitere Injektionen verweigerte.

Auch dieser Fall wäre weniger dramatisch und weniger chirurgisch verlaufen, wenn es möglich gewesen wäre, die Ursache des Sodbrennens klar herauszufinden.

Gemeinsam sind wir stark

Es kommt mir nicht darauf an, Fehlschläge der konventionellen Medizin zu kritisieren, ich plädiere am Ende dieses Büchleins mit unseren wunderbaren Alleinstellungsmerkmalen dafür, dass sich die Schulmedizin, die Homöopathie und Kinesiologie zum Wohle der Menschheit, zur Wiederherstellung von möglichst viel Gesundheit zusammen tun und gemeinsam überlegen, wie man einen Patienten am besten in eine möglichst stabile Gesundheit führen kann.

Abschluss

„Audere sapere – wage zu wissen" – sei vorurteilslos und mache nur das, was dem Patienten nützt.

Das wäre mein Appell am Ende dieser Ausführungen.

Also, keine gegenseitige Polemik sondern das Zusammenlegen dessen, was zusammen dann die Medizin der Zukunft ausmacht – Integration, Zusammenarbeit, Kooperation und Synergienbildung.

Mit der Hoffnung, dass sich die Einseitigkeit zu einer Vielfalt entwickeln möge.

Heinrich Zeeden,
Lübeck, 31. 05. 2023

Stichwortartige Zusammenfassung
aller hier aufgeführten Alleinstellungsmerkmale in der Homöo – Kinesiologie

Nachwort

Gerne füge ich den Ausführungen zu den Alleinstellungsmerkmalen in der Homöo – Kinesiologie ein Zitat von Hans Killian hinzu. Killian hat über seine dramatischen Erfahrungen in der Chirurgie, während Kriegs- und Friedenszeiten in seinem Buch „Auf Leben und Tod“ berichtet. Am Ende resümiert er über den Wert eines medizinischen Lebens etwas philosophisch, das ich mir an dieser Stelle zu eigen machen darf.

„Vita sominum breve – das Leben ist ein kurzer Traum“. Eines jeden Sand rinnt im Stundenglas, bis das letzte Korn fällt. Trennt man die Spreu vom Weizen am Ende seines Lebens, bleibt nur weniges von Bedeutung erhalten. Vieles, was in der Jugend wichtig war, zerfällt am Ende zu Asche. Allenfalls bleibt ein Körnchen Liebe zu trockenem Brot – und vielleicht auch ein winziger Teil Deines Lebenswerkes. Aber auch das ist vergänglich.

Unabhängig vom Gewinn und Erfolg liegt in der ständigen Bewegung dem unruhevollen Drang schöpferischen Strebens das Glück.“ (Zitat, sprachlich abgewandelt).

Killian endet seine dramatischen Erinnerung mit „Glück“ - er war ein Pionier, erfand zahlreiche Verbesserungen in chirurgischer Technik und Anwendung der Narkose. Er ermutigte mich schon zu Studienzeiten dazu, Neuland neugierig und prüfend zu betreten und mich nicht zu sehr am Althergebrachten festzuhalten. Da er ein Vertreter der Menschlichkeit war und dem Wohl des Patienten mehr verpflichtet war als den „höheren Stellen“ - die sein Krankenhaus finanzierten und seine Klinik personell bestückten, gibt es eine Reihe von Parallelen, die ich mit ihm teilen darf.

Literaturverzeichnis

Alafenisch, Salim, die Feuerprobe,
zum Thema „die Potenzierung therapeutischer Systeme“.

Klammroth, Friedrich, Schule – AD(H)S – Impfungen

Kuby, Clemens, Aufbruch in die nächste Dimension

Müller, H.V., Die Lieblingsfarbe als Simillimum in der Homöopathie, Haug, 3 Bände

Shapiro, Francine, EMDR – Grundlagen und Praxis

Shapiro, Francine, Frei werden von der Vergangenheit

Technische Daten, Zugang zu den Einzelmitteln und den Komplexmitteln

für Deutschland:

Burgapotheke
Frankfurter Str. 7, 61462 Königstein
Inhaber: Uwe Rose
Telefon 06174 - 9929500
c.voss@apotheke-koenigstein.de

Apotheke am Mainzerhofplatz
Mainzerhofplatz 14, 99084 Erfurt
Inhaberin: Jana Kanan
Telefon 0361 – 64 31 836
apo.mainzerhofplatz14@gmx.de

für Österreich:

RA – Essenzen
Baumgarten 20, A – 4209 Engerwitzdorf
Österreich
Inhaberin: Annette Rabeder
Telefon 0043 – (0)732 24 44 12
office@ra-essenzen.at
www.ra-essenzen.at

für die Schweiz:

Maria Zemp
Gütsch 12, CH – 6139 Willisau
Schweiz
0041 – (0)79 – 422 03 79
mzemp@abix.ch

Informationen zu den Komplexmitteln:

Dr. med. Heinrich Zeeden
Poelring 26, 23560 Lübeck
HZeeden@gmx.de

Lieferbare Skripte

Bestellung beim Autor, HZeeden@gmx.de
und bei Annette Rabeder, office@ra-essenzen.at.

Alpha Kurs (10 Euro)
Alphatechniken, Einführung ins Thema (10 Euro) 2105
Alphatechniken in der homöopathischen Sprechstunde
(10 Euro) 2021
Ausleitung (10 Euro)

Edelsteine in der Homöopathie (20 Euro)
Einstieg in die Homöo – Kinesiologie (10 Euro) 2015
EMDR (10 Euro)
Erklärungen zur Homöo – Kinesiologie (10 Euro)

Hausapotheke nach Dr. Zeeden (10 Euro)
Haut in der Homöopathie (05 Euro)
Die Homöo – Kinesiologie (20 Euro)
Die Homöo – Symptomologie (10 Euro) 2016

Kinesiologie, Einführungskurs (10 Euro)
Kinesiologie, diagnostisches und therapeutisches Werkzeug
Kinesiologische Mudratestung (Systematik) (20 Euro)
Kompendium der Komplexmittel (10 Euro) 2016
Krebsbehandlung in der Homöopathie – die Banerji Protokolle
(10 Euro) 2018

Lieblingsfarbe und Schrift nach Dr. H. V. Müller (20 Euro)

Neue Mittel in der Homöopathie (30 Euro) 2015
Neuraltherapie (05 Euro)

Planeten und Sternzeichen in der Homöopathie (10 Euro)
Die Sehgal Methode (20 Euro)
Sucht aus homöopathischer Sicht (10 Euro)

Ultima Ratio (10 Euro)

Bücher von Heinrich Zeeden:

Bestellung bei db-Buchshop.de
Abenteuer Homöopathie Band 1 (19,90 Euro)
Abenteuer Homöopathie Band 2 (25,95 Euro)
Abenteuer Homöopathie Band 3 (19,90 Euro)
  - Bestellung bei info@BoD.de
Abenteuer Homöopathie Band 4 (19,90 Euro)
  - Bestellung bei info@BoD.de
Abenteuer Homöopathie Band 5 (25,00)
  - Bestellung info@ctv-verlag.de
Systematik der Homöo – Kinesiologie (16,90 Euro)
Repertorium der Homöo – Kinesiologie (24,95 Euro)
Alphatechniken in der Praxis (24,95 Euro)
Erlebnisse auf dem Jakobsweg (24,95 Euro)
Anekdoten im Spannungsfeld zwischen Homöopathie
und Lebensweisheit (14.90)
  - Bestellung info@ctv-verlag.de

Lieferbare DVDs zu den Kursen

Bestellung beim Autor, HZeeden@gmx.de
und bei Annette Rabeder, office@ra-essenzen.at.

DVDs, die von Kursen aus dem Jahr 2010 erstellt wurden.

DVD – Herstellung: Sebastian Hirsch,
DVD – Vertrieb: Heinrich Zeeden und Annette Rabeder.

Alpha (01) (35 Euro)
Alpha (02) (35 Euro)
EMDR (35 Euro)
Homöo – Kinesiologie (45 Euro)

Kinesiologie (35 Euro)
Neue Mittel in der Homöopathie (35 Euro)
Sehgal Methode (35 Euro)
Sternzeichen und Planeten (35 Euro)

Lieferbare Musik – CDs

komponiert von Heinrich Zeeden
Klavierstücke im klassischen Stil
Pianisten: Johan Lee, Korea und
Oliver Bunnenberg, Deutschland

2 Sonaten in C – Dur und F – Dur, Bachvariationen, acht kleine Stücke. 2 CDs in einer Kassette (20 Euro)

28 Variationen über ein Totentanzlied, 2016
1 CD in einer Kassette (10 Euro)

14 Variationen über ein eigenes Thema, Intermezzo
1 CD in einer Kassette (10 Euro)

18 Bagatellen,
1 CD in einer Kassette, Spielzeit 62 Minuten (10 Euro).

Kammermusik von Heinrich Zeeden
2 Sonatinen für Flöte und Klavier,
Andantino für Flöte und Klavier,
Klaviertrio,
Kinderflötensonate
1 CD, Spieldauer 55 Minuten, (10 Euro)

In 2023 erschienen:

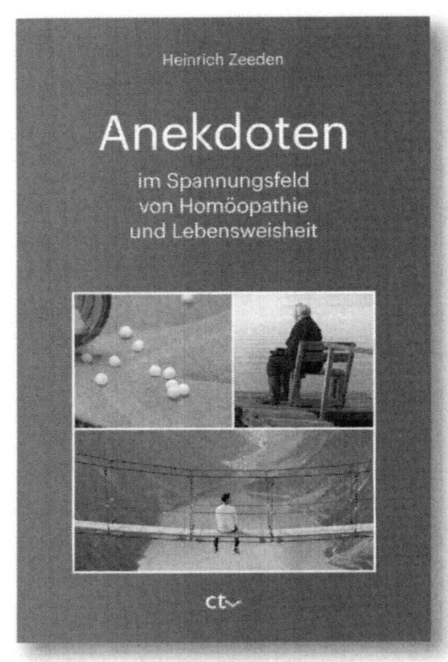

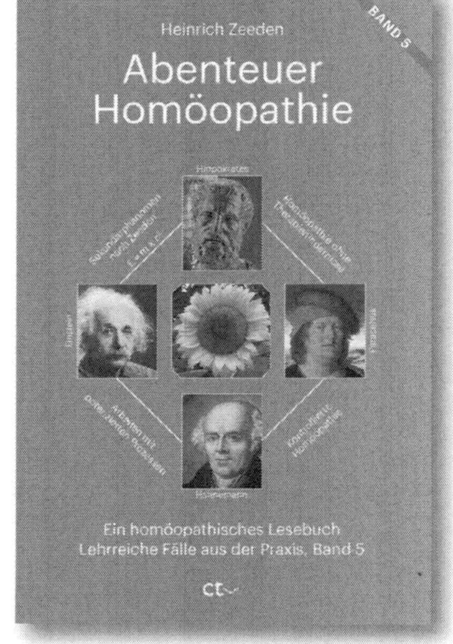

Lebenslauf von Dr. Heinrich Zeeden in Stichworten

1970 – 1976	Studium der Medizin in Tübingen, Saarbrücken, Wien und Lübeck.
1977 – 1979	Assistenzzeit in Chirurgie, Innerer Medizin, Tropenmedizin, Gynäkologie und Geburtshilfe für einen Einsatz in Tansania
1980 – 1981	Distrikthospital in Nzega, Tansania,
1981 – 1982	Missionshospital in Ndanda, Tansania
1982 – 1985	Dinslaken, Weiterbildung Innere Medizin,
1985	Praxisassistent, Landpraxis in Bosau / Plöner See
1985 – 1987	St. Andreasberg / Harz, Weiterbildung Innere Medizin, Schwerpunkt Magen – Darm / Gastroenterologie
1987 – 1990	Rheumaklinik Bad Bramstedt

Diplomabschlüsse in Neuraltherapie, Akupunktur und Naturheilkunde.

Leitende Funktionen:

1991 – 1996	Klinik Benediktusquelle, Ortenberg – Selters, Chefarzt des ärztlichen Dienstes der LVA (DRV) Hessen
1997 – 1998	Klinik Sonnenblick, Marburg, Oberarzt Innere Medizin
1998 – 2010	Kinzigtalklinik, Bad Soden – Salmünster, Chefarzt der internistischen Abteilung LVA (DRV) Hessen

Kursreferent für Neuraltherapie, Akupunktur, Homöopathie, Kinesiologie, EMDR, mentale Techniken und Homöo – Kinesiologie

2011 – 2023	private Praxis in Lübeck,
2023	Schließung der Privatpraxis,
2023	Eröffnung einer Praxis für Lebensberatung.

HZeeden@gmx.de / www.h-zeeden.de

Danksagung

Für die Alleinstellungsmerkmale, die sich in den letzten 17 Jahren herauskristallisiert haben, seit ich das erste Skript über die Materie der Homöo – Kinesiologie verfasst habe, damals noch mit dem Titel „die Mudratestung" versehen.

Wozu die Alleinstellungsmerkmale der Homöo - Kinesiologie darstellen? Gibt es nicht genügend Hinweise hierauf in den Bänden mit vielen interessanten Fällen? Oder in der Systematik der Homöo - Kinesiologie?

Die größte Besonderheit dieser neuen Methode ist ja gerade die Fähigkeit, sichtbare und unsichtbare Ursachen für Krankheiten, Beschwerden, Traumata und vieles andere systematisch herauszufinden. Jeder kennt in seinem Fach die Ursachen, aber in den anderen Fächern? Woher weiß ich, dass ein Strahlung die Ursache für Herzschmerzen ist? Oder ein Piercing für eine Sodbrennen? Das finde ich nur mit einer speziellen Systematik heraus, die für alle, für die konventionelle Medizin, für die Heilpraktiker, für die Geistheiler und die Homöopathen von gleich wichtiger und eminenter Bedeutung sind. Haben wir die Ursache erkannt, ist die Therapie oft leicht zu bewerkstelligen. Jahrzehntelange Odysseen könnten also endlich abgekürzt werden, bei Fällen von Befunden, die in unseren Lehrbüchern einfach nicht drin stehen.

Es wäre ein Segen, wenn hier die verschiedenen Richtungen der Medizin nicht wie häufig in einen einseitigen Ökonomismus verfallen würden, sondern sich zusammen tun würden, um gemeinsam das optimale Ergebnis zu erzielen. Das ist eine Forderung, die der Not von vielen Patienten ein Ende machen würde. Und hier darf es einfach nicht zu Vorurteilen kommen, die eine Art grundsätzliche Ablehnung bedeuten.

Hier sollte Offenheit, Vorurteilslosigkeit und interessierter Forschergeist herrschen, um das Abdriften in die Ohnmacht und den Verlust am Interesse von schwierigen Patienten zu verhindern.

Aus diesem Grunde danke ich allen Kolleginnen und Kollegen aus allen medizinischen Bereichen, der konventionellen Medizin, aus den Reihen der Heilpraktiker*innen, der Osteopath*innen, der kraniosakralen Therapeut*innen, den Ernährungswissenschaftler*innen und den interessierten Laien, den Hebammen und Physiotherpeut*innen, den Krankengymnast*innen und den Psychotherapeut*innen, die alle ohne Ansehen der Person sich für eine stabile Gesundheit einsetzen, ohne in Vorurteile zu verfallen.

Diesen vorbildlichen Kolleginnen und Kollegen danke ich von Herzen, dass sie jetzt schon die fachübergreifende Offenheit besitzen und Vorurteilslosigkeit praktizieren.

Mögen diese leuchtenden Vorbilder weiter zur fachübergreifenden Zusammenarbeit beitragen!

Für das zusammenfassende Vorwort danke ich meinem Freund Christian Bormann.

Danke an den CTV Verlag in Lübeck, der mich wieder exzellent und mit Hochgeschwindigkeit betreut hat.

Heinrich Zeeden,
Lübeck, den 31. 05. 2023

Komplexmittel Zusammenfassung, Stand = 31.05.2023

Mittel

Allergie Komplex Z
Apoplex Komplex Z
Atlas Komplex Z
Augen Komplex Z
Aura Komplex Z

Ausleitungs Komplex Z
Autismus Komplex Z
AVK Komplex Z
Blasen Komplex Z
Blutbildungs Komplex Z
10

Chakren Komplex Z
Chemtrail Komplex Z
Computer Absturz Komplex Z
Corona Impf Komplex
Corona Virus Komplex Z

Darm Komplex Z
Demenz Komplex Z
Diabetes Komplex Z
Eiter Komplex Z
Entzündungs Komplex Z
20

Fieber Komplex Z
Friedens Komplex Z
Fuß Komplex Z
Gedächtnis Komplex Z
Gelenk Standard Z

Gemeinschafts Komplex Z
Gerechtigkeits Komplex Z
Gesundheits Komplex Z
Gewichts Komplex Z
Glaukom Komplex Z
30

Haar Komplex Z
Harmonie Komplex Z
Haut Komplex Z
Hormon Komplex Z
Hormon M Komplex Z

HPU Komplex Z
Husten Komplex Z
Hypertonie Komplex Z
Immun Komplex Z
Impf Komplex Z
40

Intuitions Komplex Z
Kardio Komplex Z
KHK Komplex Z
Kiefer Komplex Z
Konzentrations Komplex Z

Kopfschmerz Komplex Z
Kraft Komplex Z
Kreislauf Komplex Z
Kriegsverarbeitungs Komplex Z
Leber Komplex Z
50

Lern Komplex Z
Licht Komplex Z
Licht - Umwandlungs Komplex Z
Lipidausleitungs Komplex Z
Lymph Komplex Z

Magen Komplex Z
Menopausen Komplex Z
Missbrauchs Komplex Z
Motivations Komplex Z
Mücken Komplex Z
60

Muskel Komplex Z
Nerven Komplex Z
Neukonditionierungs Komplex Z
Nieren Komplex Z
NNH Komplex Z

Osteoporose Komplex Z
Pankreas Komplex Z
Parkinson Komplex Z
Parodontose Komplex Z
Polyneuropathie Komplex Z
70

Psycho Komplex Z
Quanten Komplex Z
Reflex Komplex Z
Regenerations Komplex Z
Rheumatismus Komplex Z

Rücken Standard Z
Schilddrüsen Komplex Z
Schlaf Komplex Z
Schmerz Komplex Z
Schulter Komplex Z
80

Schul Komplex Z
Schutz Komplex Z
Schwerhörigkeits Komplex Z
Selbstfürsorge Komplex Z
Selbstsicherheits Komplex Z

Selbstwert Komplex Z
Skoliose Komplex Z
Sprachlosigkeits Komplex Z
Strahlenschutz Komplex Z
Stress Komplex Z
90

Stoffwechsel Komplex Z
Sucht Komplex Z
Süßigkeitsverlangen Komplex Z
Tinnitus Komplex Z
Toleranz Komplex Z

Trauer Komplex Z
Trauma Komplex Z
Travel Komplex Z
Tumor Komplex Z
Übergewichts Komplex Z
100

Umschreibungs Komplex Z
Unterscheidungs Komplex Z
Uro Komplex Z
Vakuum Komplex Z
Venen Komplex Z

Verdauungs Komplex Z
Vergebungs Komplex Z
Verletzungs Komplex Z
Verträglichkeits Komplex Z
Vitamin Komplex Z
110

Vitamin D Komplex Z
Weltgesundheits Komplex Z
Zuversichts Komplex Z
Rechtsdrehung D 1000
Wechseldrehung D 1000
115